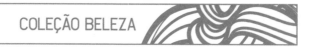

COLEÇÃO BELEZA

COSMETOLOGIA APLICADA
À COLORAÇÃO E DESCOLORAÇÃO

Maria de Fátima Carvalho
Sueli Alves Nonato

3ª edição
Senac CE – 2014

© Senac Ceará, 2010
3ª edição - 4ª reimpressão

Presidente da Federação do Comércio do Estado do Ceará e do Conselho Regional do Senac Ceará
Luiz Gastão Bittencourt da Silva

Diretora Regional
Ana Claudia Martins Maia Alencar

Diretor de Educação Profissional
Rodrigo Leite

Diretor Administrativo-Financeiro
Sylvio Britto dos Santos

Gerente de Desenvolvimento e Tecnologia Educacional
Lane Primo

Gerente de Produção Editorial
Denise de Castro

Consultoras Pedagógicas
Luiza Isabel Alencar e Soraia Guerreiro

Consultora do Segmento Beleza
Eveline Costa

Organizadoras de Conteúdo
Ana Saba, Fátima Carvalho, Nely Mendes e Sueli Alves Nonato

Consultora Pedagógica da Editora
Josefa Braga Cavalcante Sales

Revisora Técnica
Adinete Maria Cavalcante Girão Mota

Projeto Gráfico Original
Roberto Santos

Capa
Sérgio Melo

Diagramadoras
Emanuela Moreira
Rocylânia Isidio

Revisoras
Cariny Cardoso
Terezinha de Jesus Tavares Braga

Ilustrador
Eli Barbosa

Catalogação na Fonte
Katiúscia de Sousa Dias

S474c	SENAC. DR. CE.
	    Cosmetologia aplicada: à coloração e descoloração. / SENAC. CE.; ilustrações de Eli Barbosa – 3.ed. – Fortaleza: Editora Senac Ceará, 2014. (Coleção Segmento Beleza)
	    84 p. Il.
	
	    Bibliografia.
	    ISBN: 978-85-99723-26-5
	
	    1. Cosmetologia capilar. 2. Colorimetria. 3. Cabelo – técnicas de coloração e descoloração
	    I. Título.
	                                                      CDD - 646.72

Direitos Reservados ao
Serviço Nacional de Aprendizagem Comercial - Senac/AR/CE
Departamento Regional do Ceará

Av. Tristão Gonçalves, 1245 – Centro – CEP: 60 015-000
Telefone: (85) 3270.5400
www.ce.senac.br/e-mail: editora@ce.senac.br

Sumário

Apresentação 5

1. Noções de Tricologia 7
   1.1 Estrutura do cabelo e do pelo 8
   1.2 Ciclo de crescimento capilar 11
   1.3 Características dos cabelos 13
   1.4 Tipos de cabelo 13

2. Cosmetologia 15
   2.1 Substâncias químicas capilares 16
      Amônia 18
      Peróxido de hidrogênio 18
   2.2 Tipos de tinturas 21
      Tinturas permanentes ou oxidativas 21
      Tinturas semipermanentes 24
      Tinturas temporárias 25
      Tinturas vegetais 25
      Tinturas metálicas 26
   2.3 Descolorantes 27

3. Colorimetria 29
   3.1 Estudo da cor 31
      Cor-luz 32
      Cor-pigmento 34
      Tipos de cores 35
      Características da cor 39

    3.2 Colorimetria aplicada à coloração 39

        Cores direcionais ou fantasia 43

        Neutralização das cores 47

4. Técnicas de coloração e descoloração 49

    4.1 Cuidados antes de colorir os cabelos.. 50

    4.2 Técnicas de coloração 51

        Pré-pigmentação... 56

        Repigmentação... 57

    4.3 Técnicas de descoloração 58

    4.4 Decapagem 62

    4.5 Despigmentação parcial 63

Glossário 69
Referências.. 83

Apresentação

O Senac, instituição formadora de talentos, apresenta aos futuros e atuais cabeleireiros o livro Cosmetologia Aplicada à Coloração e Descoloração onde serão vistos os processos de trabalho deste profissional iniciando pelos conhecimentos mais básicos, passando pelos procedimentos mais complexos e que, portanto, demandam maior aprofundamento teórico e prático. Contempla parte dos conteúdos de química capilar, referindo-se especificamente à coloração e descoloração. A obra apresenta conceitos específicos e mostra recursos visuais, contribuindo para o melhor aprendizado.

O objetivo deste estudo é capacitar aqueles que buscam novos conhecimentos e técnicas para se tornarem profissionais de excelência e atuarem de forma respeitada no mercado de trabalho, em um nicho tão competitivo que é o segmento de beleza.

Aqui você vai aprender sobre teoria da cor, composição dos produtos cosmetológicos, equipamentos e materiais, diagnóstico da coloração, teoria da coloração e descoloração e aplicação das técnicas. Esses temas serão tratados de forma didática em quatro capítulos.

Falar de química capilar sugere fazer referência às conquistas alcançadas através da tecnologia existente nos produtos direcionados aos cabelos do final do século XX aos tempos atuais. Conhecer os processos implica utilizar produtos diferenciados, de acordo com o tipo de cabelo, o estado nutricional em que ele se encontra, as opções de produtos encontrados no mercado cosmético, além de saber a intenção do cliente de modo a realizar um procedimento que trará o resultado almejado. Portanto, os assuntos relacionados à química capilar não se esgotam aqui. É necessário o constante aperfeiçoamento. Que este livro seja o despertar para a busca constante de conhecimento.

COLEÇÃO BELEZA

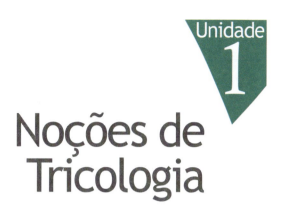

Unidade 1

Noções de Tricologia

Nesta unidade você estudará para desenvolver as seguintes competências:

▶ Conhecer os conceitos essenciais da anatomia do fio do cabelo;

▶ Identificar a estrutura capilar, ciclo capilar, características do cabelo e tipos de cabelos.

Introdução

Desde os primórdios da humanidade, o cabelo tem importância significativa para o homem. E não só para os seres racionais, mas também para os irracionais. O pelo serve para os animais como mecanismo de defesa contra as agressões externas, por meio do fenômeno de camuflagem, como isolamento para a termorregulação e até como atributo sexual.

Para os homens primitivos, o pelo também tinha a função de proteger contra as intempéries do tempo. Porém, com o passar dos séculos, essa função deixou de existir, passando a ter apenas função decorativa e de proteção contra as radiações solares.

Atualmente, os cabelos sinalizam formas de encarar a vida, diferenças sociais ou profissionais e até posicionamentos políticos e religiosos.

Pensando no assunto...

O que é tricologia?

Derivada do grego *thricos* (cabelos) e *logos* (estudos), Tricologia é o estudo da anatomia, fisiologia e patologias (doenças) do cabelo, couro cabeludo e pelos. Neste material você estudará apenas as duas primeiras características, anatomia e fisiologia, as quais servirão de base para compreender a forma, o funcionamento capilar e como os produtos químicos se fixam e interagem nos cabelos.

1.1 Estrutura do cabelo e do pelo

Parte da anatomia, ciência que estuda a estrutura física dos seres vivos destacando a sua localização e estrutura, o cabelo que desponta na epiderme, nasce na derme onde se apresentam glândulas e vasos. Confira na figura 1.1.

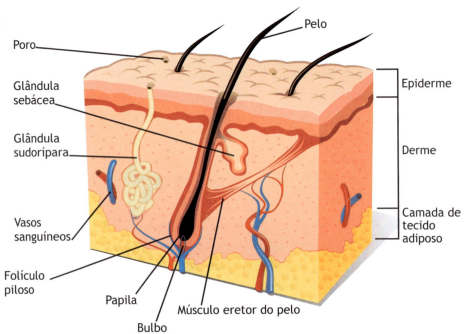

Figura 1.1 - Estrutura do cabelo

Os pelos são estruturas delgadas, constituídas por células queratinizadas produzidas pelo folículo piloso, no qual se encontra a raiz, formada pela papila dérmica, bulbo capilar, uma glândula sebácea e uma sudorípara, músculo eretor do pelo e vasos capilares (fig.1.1).

Existem dois tipos de pelos: o fetal ou lanugo, que é a pilosidade fina e clara e o terminal, que corresponde ao pelo espesso e pigmentado (são os encontrados na cabeça, na barba, na pilosidade pubiana e axilar). Cada um deles é constituído por três camadas cutícula, córtex e medula, (figura 1.2):

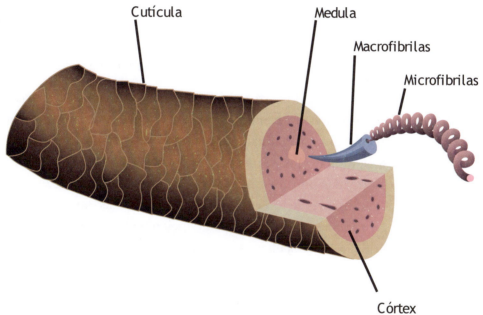

Figura 1.2 - Estrutura do pelo

Cutícula: Parte externa do fio formada por uma camada de células que se sobrepõem como escamas de peixe. Age como um escudo protetor para o córtex e a medula, uma barreira contra agressões externas e produtos químicos como a coloração e os desestruturantes.

Fique sabendo

Fusiforme
Que tem a forma de fuso.

Córtex: É uma espécie de tronco de fibras que forma a parte intermediária do cabelo, caracterizando-o por sua resistência, elasticidade, flexibilidade e permeabilidade e onde se encontra a melanina, responsável pela cor natural dos fios. É formado por células queratinizadas fusiforme, com uma largura de 2 a 5 micrometros e comprimento de aproximadamente 100 micrometros, as macrofibrilas;

Medula: Uma espécie de canal que funciona como coluna de sustentação, sendo a parte mais interna do fio de cabelo. É formada por aproximadamente duas à cinco fileiras de célula organizadas lado a lado. Geralmente os fios naturalmente loiros são desprovidos desta estrutura e apenas os fios mais grossos, munidos de uma quantidade maior de cor são contemplados da mesma.

Como vimos, no córtex estão as macrofibrilas que são formadas por microfibrilas. As microfibrilas, por sua vez, são cadeias de proteínas conectadas. Aproximadamente nove destas cadeias, que torcidas umas nas outras, resultam na formação de uma microfibrila. As macrofibrilas são formadas por um conjunto de aproximadamente doze microfibrilas. As mesmas se torcem juntas e estão envoltas em uma matéria amorfa, rica em enxofre. Os grãos de melanina (responsáveis pela cor dos cabelos) estão alojados nas macrofibrilas e lá deverão penetrar as moléculas do corante para que a coloração permanente se fixe nos pigmentos existentes no seu interior.

No córtex é possível transformar a estrutura do cabelo, quebrando as ligações químicas, (GOMES, 1999) como a das pontes de dissulfeto, responsáveis pelo formato dos fios. Essas ligações são reconhecidas também pelas forças:

Fraca: É rompida apenas ao molhar o cabelo. São chamadas ligações de hidrogênio;

Média: São facilmente rompidas por soluções alcalinas ou ácidas. Chamadas de ligações iônicas ou ligações salinas; algumas cadeias de polipeptídeos possuem grupos ácidos e outros básicos.

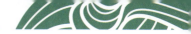

Forte: Só é rompida por processos químicos de alisamento permanente e descoloração, e sua transformação é imutável. São chamadas ligações cistínicas. São ligações de dissulfeto, propriedades covalentes, pois juntam os átomos de enxofre de dois aminoácidos.

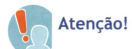 **Atenção!**

> *Não é aconselhável alterar as ligações de força média e forte ao mesmo tempo, pois provocaria a dissolução do fio.*

1.2 Ciclo de crescimento capilar

O pelo nasce no folículo piloso e obedece a um processo de crescimento (figura 1.3), constituído de três fases (GOMES, 1999):

Anágena: É a fase de crescimento dos fios onde o bulbo está em contato direto com a papila folicular e encontra-se no auge da produção. É na fase anágena (na matriz germinativa do bulbo) que o cabelo diferencia-se de forma distinta em: medula, córtex e cutícula. Esta fase dura de três a seis anos e o pelo cresce de 12 a 15 cm por ano. Cerca de 80 a 90% dos fios estão nessa fase;

Catágena: Conhecida como uma fase de involução é observada a desorganização do bulbo e consequentemente das camadas que o compõem, as células em sua maioria entram em apoptose (morte celular programada) e acontece o desprendimento do folículo da papila dérmica folicular. Os fios param de crescer, mas continuam alojados no bulbo. É uma fase de transição que dura 3 semanas. Aproximadamente 1% dos fios está nessa fase;

Telógena: É a fase onde o cabelo encontra-se em repouso e posterior queda. Nesta fase o cabelo desprende-se totalmente da papila dérmica folicular e do folículo piloso e o mesmo tem o seu tamanho diminuído pela metade. Tem duração de três a quatro meses. Cerca de 10 a 20% dos fios estão nessa etapa.

Os fatores que regulam as fases dos ciclos de crescimento do pelo ainda não são completamente conhecidos, e o tempo que dura cada fase depende da região anatômica em que o mesmo se encontra. Os fatores nutricionais, emocionais, fatores sistêmicos e outros também podem interferir.

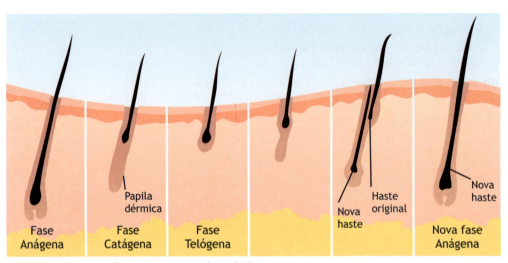

Figura 1.3 - Fases de crescimento do cabelo

 Você sabia?

O couro cabeludo possui, em média, 100 mil fios que crescem em média 1 a 2 cm por mês. A queda natural de 80 a 100 fios por dia é considerada normal.

1.3 Características dos cabelos

Depois de conhecer a estrutura do cabelo e como ele cresce, você saberá suas características (figura 1.4) importantes para escolher o tratamento químico adequado. São elas:

Elasticidade: É a propriedade de um cabelo saudável. Para identificá-la, basta esticar o fio de cabelo pela ponta. Se ele possui essa característica, volta ao normal, sem haver a quebra;

Porosidade: o cabelo possui as escamas abertas e, por isso, absorve muito líquido e consequentemente demora para secar;

Impermeabilidade: o cabelo tem as escamas praticamente fechadas, dificultando a entrada de líquidos;

Normal: é quando o cabelo está no intermediário entre o poroso e o impermeável; não absorve nem dificulta a entrada de líquidos.

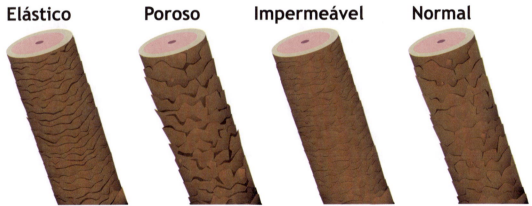

Figura 1.4 - Características dos fios

1.4 Tipos de cabelo

A forma dos cabelos varia de acordo com a raça e pode ser: liso (lisótrico), típico das raças mongólicas; ondulado ou cacheado (caucasiano), das raças europeias; e crespos (ulótrico), das raças negras.

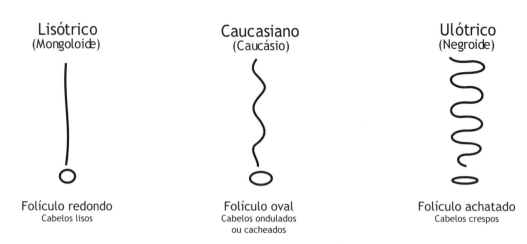

Figura 1.5 - Esquema de variações étnicas na geometria do cabelo

Em cada raça os cabelos são ainda classificados conforme o tipo. Para defini-lo, basta avaliar a oleosidade dos fios, que depende da atividade da glândula sebácea. Eles se dividem em:

Secos: a produção da glândula sebácea é baixa. Esses cabelos têm aparência opaca e ressecada e são ásperos;

Oleosos: as glândulas estão em alta atividade. São pesados e sem volume;

Normais: as glândulas funcionam normalmente. Os fios têm aparência normal, brilho discreto e toque macio;

Mistos: as glândulas sebáceas estão em alta atividade, mas não há distribuição ao longo dos cabelos. Eles são oleosos na raiz e secos nas pontas.

As características e tipos dos cabelos influenciam nos procedimentos de coloração ou descoloração tornando-se necessário a realização de um diagnóstico seguro para o alcance do resultado esperado. Por exemplo, ao se deparar com clientes diagnosticados com cabelos porosos, seja essa porosidade ocasionada por agentes externos ou não, aos procedimentos de aplicação da coloração deverá ser acrescida a utilização de técnicas capazes de suprir a carência nutricional destes cabelos.

COLEÇÃO BELEZA

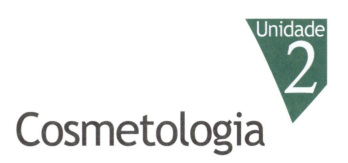

Unidade 2

Cosmetologia

Nesta unidade você estudará para desenvolver as seguintes competências:

▶ Conhecer a composição dos produtos químicos e vegetais, veículos, bases químicas e princípios ativos;

▶ Identificar dentro da cosmetologia suas substâncias;

▶ Distinguir diferentes tipos de coloração;

▶ Identificar bases químicas, agentes redutores e alcalinos, aplicação e reação.

Introdução

Cosmetologia é a ciência que estuda as formulações cosméticas, realizando pesquisa, desenvolvimento e produção, elaboração, comercialização e aplicação de produtos cosméticos.

De acordo com a Agência Nacional de Vigilância Sanitária – Anvisa, por meio da Resolução da Diretoria Colegiada - RDC nº 211, de 14 de julho de 2005:

> "cosméticos, produtos de higiene e perfumes são preparações constituídas por substâncias naturais ou sintéticas, de uso externo nas diversas partes do corpo humano, pele, sistema capilar, unhas, lábios, órgãos genitais externos, dentes e membranas mucosas da cavidade oral, com o objetivo exclusivo ou principal de limpá-los, perfumá-los, alterar sua aparência e/ou corrigir odores corporais e/ou protegê-los ou mantê-los em bom estado".

São três as funções da Cosmetologia:

Decorativa ou estética: visa melhorar a aparência do local em que o produto é aplicado. Ex.: gel, fixador spray.

Conservadora: relaciona-se com a proteção da pele e seus anexos diante dos efeitos de radiação, umidade, calor, frio intenso e outros de caráter físico. Ex.: finalizador com protetor solar, hidratantes.

Corretiva: tem a finalidade de corrigir pequenas imperfeições relacionadas à estrutura orgânica da pele e seus anexos e equilibrar pequenas alterações funcionais ou fisiológicas. Ex.: tonalizantes, coloração permanente, semi permanentes e temporários.

O estudo da Cosmetologia é essencial aos cabeleireiros por ser esse o profissional responsável por aplicar as formulações cosméticas nos cabelos dos clientes.

2.1 Substâncias químicas capilares

Antes de iniciar a aplicação de química no cabelo do cliente – seja tintura, seja alisamento –, o cabeleireiro precisa conhecer os produtos existentes no mercado. Ciente das opções, o próximo passo é saber a composição química, a forma como os produtos agem nos fios e quais são os mais indicados para cada tipo.

Fique sabendo

Ácido
Substância corrosiva, destrutiva, pobre em oxigênio.

Alcalino
Substância básica, rica em oxigênio.

Uma característica presente em todas as fórmulas é o potencial hidrogeniônico (pH), pois a sua presença é responsável pela acidez ou alcalinidade da substância.

Para saber se um produto é <u>ácido</u> ou <u>alcalino</u>, basta observar a escala de pH, que varia de 0 (muito ácido) a 14 (muito alcalino), sendo o 7 o pH neutro (nem ácido, nem alcalino).

Mas não confunda o sentido dos termos ácido e alcalino. O fato de uma substância ser ácida não quer dizer que ela seja mais forte que a alcalina. Pelo contrário, o potencial químico presente no primeiro é inferior ao existente no segundo.

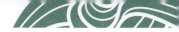

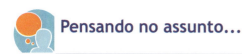 **Pensando no assunto...**

Como medir o pH de um produto?

Conhecer o pH é importante porque a ação dos produtos depende dessa característica, ou seja, é a partir da classificação em ácido ou alcalino que o produto é corretamente usado para coloração, alisamento ou tratamento.

Basta aplicar uma pequena quantidade do produto no papel reagente e conferir na tabela o grau de acidez ou alcalinidade.

A figura 2.1 ilustra a escala e seus efeitos em um fio de cabelo.

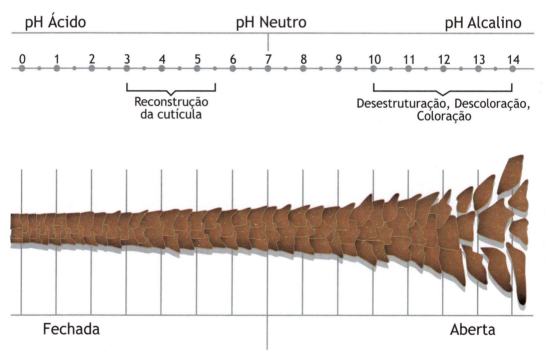

Figura 2.1 - Representação da ação de diferentes produtos em um fio de cabelo

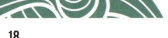

Ao observar a figura 2.1, constatamos que com o pH alto (alcalino), os fios incham e a cutícula abre; já com o pH baixo (ácido), os fios contraem e a cutícula fecha, dificultando a ação de condicionadores e outros. As camadas dos cabelos e do couro cabeludo são levemente ácidas, com pH entre 4,5 e 5,5, e são balanceadas apenas dentro desta faixa.

 Atenção!

Os produtos químicos alcalinos usados nos processos de coloração e descoloração conseguem atingir o córtex e alterar a estrutura do fio, assim como a sua cor.

Amônia

É um agente alcalino que está presente nos clareadores de cabelo. É uma pequena molécula volátil (seu poder de evaporação é rápido) e tem um odor bem forte e característico. Sua fórmula química é NH_3. A mesma é usada para aumentar o pH atuando através da remoção do íon hidrogênio (H^+) da água, assim sendo deixa livre um íon de hidróxido de amônio (NH_4OH) alcalino, que é um produto da ionização da amônia e, por isso, existe somente em solução aquosa (OH^-) livre, onde a mesma é usada na cosmética, em colorações permanentes, promovendo a tumefação da cutícula. Ela permite ainda ao oxidante agir melhor, clareando ou não os fios de acordo com a sua volumagem.

Peróxido de hidrogênio

O peróxido de Hidrogênio (H_2O_2), pode ser entendido como sendo água (H_2O) com um átomo extra de oxigênio bastante reativo, possibilitando ao mesmo oxidar a melanina do cabelo. O peróxido atua na formação da cor, e de acordo com a sua volumagem, pode promover uma cor com uma fixação maior ou pode tonalizar (tom sobre tom). O volume do peróxido de hidrogênio indica o percentual de peróxido de hidrogênio na solução aquosa, ou seja, no peróxido de 10vl temos:

- 3% de peróxido de hidrogênio: 10 litros de oxigênio
- 6% de peróxido de hidrogênio: 20 litros de oxigênio
- 9% de peróxido de hidrogênio: 30 litros de oxigênio
- 12% de peróxido de hidrogênio: 40 litros de oxigênio

No mercado de cosméticos brasileiro, existem à disposição quatro volumagens de água oxigenada - 10, 20, 30 e 40 - que devem ser escolhidas de acordo com o procedimento. Observe no quadro 2:1 as indicações recomendadas.

 Dica!

> *A água oxigenada, também conhecida como OX é, na verdade, peróxido de hidrogênio. Referindo-se a volumagem, a linguagem que se deve utilizar será sempre o da porcentagem do princípio ativo contido no produto e não o volume total apresentado em seu rótulo. Assim, ao invés de dizer OX de 10 volumes, use o termo técnico: peróxido de hidrogênio a 3%.*

Quadro 2.1

Oxidante	1ª função	2ª função	3ª função	4ª função
	Colorir	Matizar	Descolorir	Decapar
10 Volumes 3%	Fixa a cor/tom	Sim	Sim	Sim
20 Volumes 6%	Abre a cutícula e clarea 1 tom	Não	Sim	Sim
30 Volumes 9%	Abre a cutícula e clarea 2 tons	Não	Sim	Sim
40 Volumes 12%	Abre a cutícula e clarea 3 tons	Não	Sim	Sim

Função dos oxidantes

Os superclareadores são descolorantes em base cremosa que utilizados com o peróxido de hidrogênio na volumagem a 12% terão a capacidade de abrir de 3 a 4 tons em cabelos virgens possibilitando a realização de mechas, luzes e reflexos em cabelos escuros com tom acima do 5.0 (castanho-claro). Essa combinação trará excelente resultado refletindo luminosidade e jovialidade ao rosto do cliente.

Quanto maior o volume do peróxido de hidrogênio, maior a quantidade de pigmento que é modificado deste fio de cabelo permitindo um clareamento maior. É importante deixar claro que esse tipo de procedimento pode gerar danos nas ligações fracas, média e forte. O tempo de pausa na aplicação dos produtos da coloração pode ser conhecido nas indicações do fabricante contidas na embalagem do produto. Portanto, habitue-se a buscar no produto que vai aplicar as indicações do químico responsável vendo o tempo de ação e a sua fórmula. Veja no quadro 2.2 o tempo sugestivo de pausa de acordo com a volumagem.

Quadro 2.2

Volumagem	Tempo de pausa
10 equivale 3%	30 minutos
20 equivale 6%	40 minutos
30 equivale 9%	50 minutos
40 equivale 12%	60 minutos

No processo de coloração, a ação do oxidante e da amônia é auxiliada pela evaporação. Por isso, é essencial que o cabelo fique o mais expandido ou aberto possível para auxiliar no desprendimento dessas substâncias. Levantar os fios com o cabo do pente, não deixá-los enrolados na touca, nem usar qualquer artifício que dificulte a liberação dos gases são medidas essenciais para melhorar a oxidação.

2.2 Tipos de tinturas

O processo de coloração dos cabelos, baseado em sistemas oxidativos, iônicos, metálicos ou reativos, classifica-se como: permanentes, semipermanentes, temporários, vegetais e metálicos. Quando a tintura e ou coloração dos cabelos é feita no sistema oxidativo ela pode ser semipermanente ou permanente. Já no sistema não oxidativo é uma coloração temporária e a mesma atua por deposição de pigmentos.

Tinturas permanentes ou oxidativas

Pelo fato de os corantes possuírem baixo peso molecular (moléculas pequenas), conseguem atingir o córtex e fixar do pigmento. Entre as tinturas existentes no mercado, a permanente é a única capaz de colorir o cabelo de forma duradoura, inclusive os fios brancos. Porém, essa ação fragiliza os fios, pois são usadas substâncias agressivas, como a amônia, para abrir a cutícula e permitir a fixação da cor. Para essa tintura agir, são necessários:

Veículo: é a base da formulação. Pode ser xampu, gel, líquido ou pó;

Agente alcalino: usado para abrir as escamas da cutícula, facilitando a penetração das substâncias que produzirão a cor e potencializar o oxidante para fixação dos pigmentos no córtex. Geralmente, usa-se o hidróxido de amônio (NH_4OH);

Antioxidante: serve para proteger os componentes da tintura.

Para a composição da cor são usadas as seguintes substâncias:

Intermediários da cor ou precursores de corantes: são os compostos que formarão a cor;

Acopladores: ligam-se aos intermediários ativos para formar a cor;

Agentes oxidantes: promovem a reação de oxidação.

O processo de colorimetria ocorre da seguinte forma: os precursores se unem aos agentes oxidantes, formando os corantes. Estes, ao se ligarem aos acopladores, modificam a cor dos cabelos. O processo se completa conforme a figura 2.2.

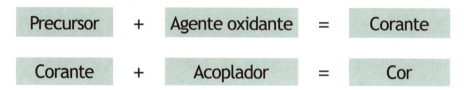

Figura 2.2 - Representação do processo

A mudança da cor acontece pelo fato de os precursores serem moléculas pequenas e, por isso, fáceis de penetrar no interior dos fios, ou melhor, no córtex. Quando aqueles entram em contato com o agente oxidante e os acopladores, reagem dentro dos fios, produzindo os corantes, que são moléculas grandes, incapazes de passarem através do fio. Por isso a tintura permanente não sai durante a lavagem.

Veja na figura 2.3 como ocorre a fixação da cor nos fios.

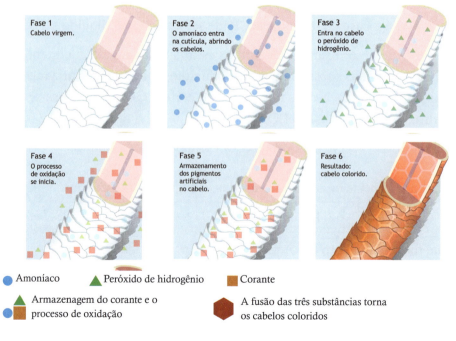

Figura 2. 3 - Fixação da cor

Contudo, esse mecanismo, por proporcionar a abertura demasiada das cutículas, diminui a maciez e o brilho e aumenta o esforço para pentear, atributos indispensáveis e desejados em um cabelo saudável.

No quadro 2.3 pode-se observar alguns compostos químicos que são usados como precursores de cor e acopladores:

Quadro 2.3

Precursores de cor	Agentes acopladores
Para-fenilenodiamina	Meta-fenilenodiaminas
Para-toluenodiaminas	2,4-diaminoanisol
Para-aminodifenilamina	Resorcinol
Para-aminofenol	Meta-aminofenol
Para-diaminoanisol	Meta-clororesorcinol
Para-fenilenodiamino	1,5-dihidroxinaftaleno; 6-metil; 3-aminofenol 2-metil resorcinol

Fonte: Gomes, (1999, p.92)

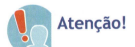 **Atenção!**

Balanceando a quantidade de oxidante, acopladores e precursores, pode-se produzir diferentes clareamentos.

Em resumo, o processo de coloração passa pelas seguintes fases:

1. Na junção do creme colorante permanente com o oxidante três substâncias começam a agir: a amônia, o peróxido de hidrogênio e o pigmento;

2. Após a aplicação, a amônia começa a agir abrindo as cutículas;

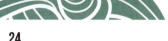

3. O peróxido de hidrogênio, após a abertura das cutículas, conduz o pigmento para fixação no córtex;
4. Os agentes percussores de cor, juntamente com o oxigênio da atmosfera, começam a agir. Esse processo chama-se hidrogenação.

Tinturas semipermanentes

Indicada para quem quer colorir o cabelo sem mudar radicalmente, a tintura semipermanente possui mecanismo de ação semelhante à permanente. Porém não possue amônia.

São usados os mesmos produtos das tinturas convencionais: precursores de corantes e acopladores. Para ativar os corantes, usa-se uma loção reveladora, que possui peróxido de hidrogênio de até 10 volumes ou equivalente a 3%.

 Atenção!

> *A volumagem usada na tintura semipermanente não descolore o cabelo. Em geral, os xampus colorantes não clareiam mais que um tom, eles apenas se misturam ao tom original dos cabelos, sem provocar clareamento.*
> *É por isso que recebem a denominação tom sobre tom.*

As tinturas semipermanentes não atingem o córtex e formam ligações fracas com a estrutura do fio de cabelo. Como consequência, a cor não permanece por muito tempo, sai no processo de lavagem, geralmente até 12 vezes, e não colore completamente os fios brancos.

A tintura semipermanente agride menos o cabelo e é mais fácil de aplicar, mas provoca também a diminuição da maciez e do brilho.

Tinturas temporárias

Também conhecida como tonalizante, a tintura temporária tem pouca durabilidade, já começa a sair na primeira lavagem. Isso ocorre porque os corantes têm alto peso molecular e, por isso, não penetram através da cutícula.

O sistema de coloração é diferente dos citados anteriormente. Não são utilizados precursores de corantes nem agentes acopladores, e sim corantes solúveis e estáveis que se ligam à queratina do cabelo. Logo, os corantes, em geral ácidos ou aniônicos, não estabelecem ligações químicas no cabelo.

Em outras palavras, os produtos são aplicados por processo de deposição: a solução de corante seca sobre o cabelo e os corantes se depositam sobre a superfície da cutícula.

A vantagem desses produtos é que são fáceis de aplicar, geralmente a base de aplicação é o xampu, e agridem menos o cabelo. É um processo usado para dar brilho e reflexo à cor original, além de disfarçar os primeiros fios brancos.

Tinturas vegetais

As tinturas vegetais são uma opção para quem quer coloração com reflexos naturais. O processo se dá com a deposição do corante sobre os fios do cabelo. As tinturas mais comuns são as henas naturais e os xampus e produtos tonalizantes naturais. Veja (GOMES, 1999):

Hena natural: o chamado *lawsone* (2-hidróxi, 1,4 naftaquinona) é o corante ativo presente na hena. Possui boa afinidade com o cabelo e não irrita o couro cabeludo;

Camomila: o ingrediente ativo é o apigenina (1,3,4 trihidroxiflavona), responsável por intensificar os reflexos claros – louros ou dourados – dos cabelos;

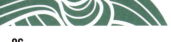

Melanina: é usada para intensificar os reflexos escuros e auxiliar na proteção contra os raios UV e seus efeitos; tem pouca absorção e é uma substância extremamente cara;

Xampus para cabelos grisalhos: contêm substâncias antocianidinas que neutralizam gradualmente o amarelo característico dos cabelos grisalhos. O efeito só é percebido com o uso contínuo desses produtos.

Tinturas metálicas

Antigamente os sais metálicos de chumbo, prata, bismuto, cobalto, cobre, ferro e mercúrio eram usados para tingir cabelos, principalmente os grisalhos. Ainda hoje os sais de chumbo estão no mercado, embora se saiba que essa prática deixa o cabelo sem brilho, áspero e poroso, além de romper os fios se combinado com qualquer outro processo químico.

Isso ocorre porque os sais metálicos depositados sobre os cabelos atuam como catalisadores, causando uma reação muito forte com o peróxido de hidrogênio. A única maneira de eliminar uma tintura produzida com esses sais é deixar os cabelos crescerem e cortá-los, já que não é seguro aplicar o processo de decapagem. Por não ser compatível com outras bases químicas.

 Você sabia?

Decapagem é processo de remoção total ou parcial dos pigmentos artificiais dos cabelos.

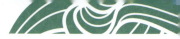

2.3 Descolorantes

Os produtos descolorantes são usados tanto para descolorir, retirar os pigmentos naturais, como para decapar, retirar os pigmentos artificiais dos cabelos.

O clareamento ocorre somente em meio oxidante, que dá a tonalidade mais clara, e alcalino, responsável por acelerar a reação de descoloração. O peróxido de hidrogênio, agente oxidante mais utilizado, é empregado numa concentração acima de 3%.

Como essas soluções são instáveis e decompõem-se facilmente, são necessários estabilizantes para preservá-las.

Os produtos usados para descoloração podem ser encontrados na forma de cremes, pastas, pós, óleos e xampus. Já as soluções de água oxigenada são geralmente encontradas como emulsão ou creme.

 Hora da prática

Analise as situações apresentadas e responda às questões solicitadas.

Isabelle, aluna do curso de Cabeleireiro, tem dúvidas:

1. Como vai ficar um cabelo que usou descoloração dentro das tabelas do pH?
2. Como acontece a coloração permanente dentro do cabelo?

COLEÇÃO BELEZA

Unidade
3

Colorimetria

Nesta unidade você estudará para desenvolver as seguintes competências:
- Reconhecer a unidade, o ritmo, o equilíbrio e a simetria nas composições visuais;
- Distinguir as cores primárias, secundárias, terciárias e complementares em cor-luz e cor-pigmento;
- Distinguir cores quentes e frias;
- Distinguir as diferentes dimensões da cor.

Introdução

Colorir cabelos é uma arte antiga. Há mais de três mil anos, os egípcios descobriram uma técnica de colorir tecidos e cabelos utilizando corantes extraídos da matéria animal e vegetal. Estes corantes foram utilizados por várias civilizações no decorrer dos séculos, inclusive na atualidade.

Até o final do século XIX, a coloração era feita apenas pela mistura de plantas e compostos metálicos. Depois foi descoberta, por Scheele, em 1786, a primeira tintura orgânica sintética, o "Pirogalol" (1,2,3 – Trihidroxibenzeno), que só foi isolada e identificada por Bracconot em 1832.

Contudo, essa novidade parece não ter sido bem recebida. Foi somente em 1909, quando o francês Eugene Schuller criou a primeira coloração segura – nomeada por ele de "Auréole" –, que o mercado da colorimetria começou a crescer. Esse experimento rendeu ao francês uma das gigantes marcas no segmento de produtos para cabelos: a L'Oréal.

Daí em diante, novos compostos foram criados, embora os maiores saltos na descoberta e sobretudo "purificação" dos corantes sintéticos para coloração capilar terem acontecido durante a Segunda Guerra Mundial.

Mas colorir cabelos não é tão simples quanto pode parecer. É, na verdade, uma tarefa para especialistas. Isso porque a coloração é resultante da mistura de, no mínimo, duas nuances: a original e uma nova tonalidade que será aplicada nos fios. Portanto, para quem deseja se aperfeiçoar, entender os princípios de colorimetria é mesmo fundamental.

Pensando no assunto...

Mas, afinal, o que é colorimetria?

É uma ciência que estuda a cor, seus reflexos e, mais especificamente, os efeitos e leis que regem sua harmonia, sem esquecer da ação da luz sobre o resultado final da tintura.

Por isso, para o profissional que trabalha com coloração e descoloração de cabelos, conhecer as misturas das cores com precisão e saber como se formam é fundamental para aplicar e corrigir as variadas nuances, sem o risco de cometer estragos, e consequentemente, obter sucesso na profissão.

O primeiro passo é ter em mente que a cor natural do cabelo funciona como um ponto de partida para a obtenção do tom desejado.

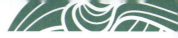

3.1 Estudo da cor

Cor é o fruto da transformação física da luz pelos pigmentos, captada pelo olho humano e interpretada pelo cérebro. Sob o ponto de vista físico, a produção de cor requer: fonte de luz, um objeto iluminado e detectores, que podem ser os olhos e o cérebro, para a percepção da cor (figura 3.1). Resumindo: a combinação desses três elementos fornece o estímulo que o cérebro entende como cor.

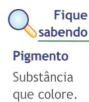

Fique sabendo

Pigmento
Substância que colore.

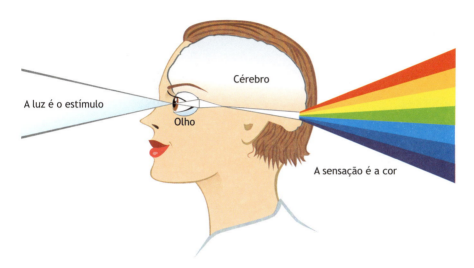

Figura 3.1 - Sensação da cor

Isso quer dizer que a cor só é percebida na presença da luz. Epicuro, filósofo grego do Período Helenístico (século IV a.C.), dizia que "a cor guarda íntima relação com a luz, uma vez que, quando falta luz, não há cor" (PEDROSA, 2003).

Séculos mais tarde, por volta de 1700 d.C., Isaac Newton demonstrou, usando um prisma para dispersar a luz em um espectro, que a luz branca é normalmente composta de todas as cores. Quando ela incide sobre um objeto, este absorve todos os raios de luz, exceto os que correspondem à frequência daquela cor. Por exemplo, percebemos o morango como vermelho porque a fruta reflete a cor vermelha e absorve as demais.

A figura 3.2 ilustra a incidência da luz sobre um objeto.

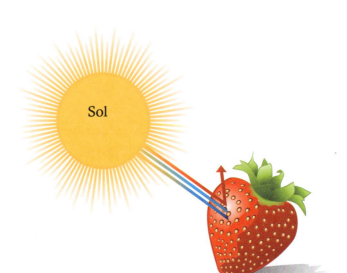

Figura 3.2 - A cor refletida

 Fique sabendo

Aditiva
Com acréscimo, adição.

Subtrativa
com diminuição.

Daí percebe-se que a cor é uma sensação provocada pela luz sobre nossos olhos. Para facilitar o estudo, as cores são divididas sob dois aspectos que estão diretamente relacionados, embora aparentemente opostos: a cor-luz (síntese aditiva) e a cor-pigmento (síntese subtrativa).

Cor-luz

Depois de concentrados esforços, Isaac Newton descobriu que a luz visível, a mesma que nos permite ver o mundo, era constituída por todas as tonalidades do arco-íris. E é isso que nos faz perceber os objetos com cor.

O experimento foi simples: ele fez um pequeno orifício na parede, em um quarto escuro, posicionou um prisma limpo na frente do raio de luz e viu as sete cores do arco-íris – vermelho, laranja, amarelo, verde, azul, anil e violeta – refletidas do outro lado (figura 3.3).

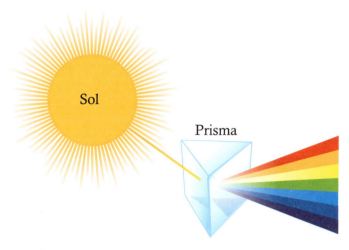

Figura 3.3 - Representação da composição da luz

Dessas cores, apenas três são consideradas primárias: vermelho, verde e azul. Ao misturá-las, duas a duas, em proporções equilibradas, formam-se as secundárias: amarelo, magenta e ciano. Já se forem somadas todas as cores-luz em quantidades iguais, forma-se o branco. Esse processo é conhecido como síntese aditiva, pois as cores se formam a partir da soma da luz.

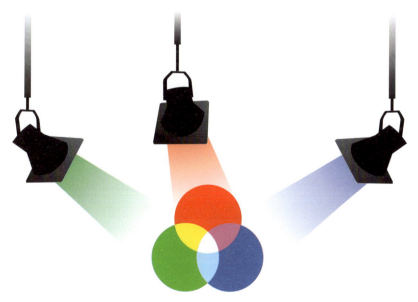

Figura 3.4 - Cor-luz – Síntese aditiva

Cor-pigmento

É a substância que dá cor aos materiais. Pode ser natural, como a clorofila presente na folha, ou artificial, criada pelas indústrias. Contrária à cor-luz, que é natural, a cor-pigmento é manipulada e usada pelo homem desde a antiguidade. Na era pré-histórica, o homem primitivo usava plantas, terra, carvão e até o sangue dos animais que caçava para se comunicar.

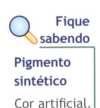

Fique sabendo

Pigmento sintético

Cor artificial.

Com o passar do tempo, as técnicas foram se aprimorando e se industrializando. Daí surgiu a necessidade de criar pigmentos sintéticos, os quais contêm cores tão belas e intensas como as naturais.

A partir das cores primárias, são formadas as demais pelo processo que chamamos síntese subtrativa. Nesse processo, contrário ao anterior, o pigmento absorve (subtrai) algumas cores da luz e apenas a cor refletida é percebida pelo olho humano, como observamos no exemplo do morango. Observe a representação na figura 3.5.

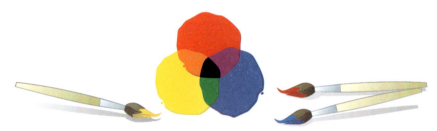

Figura 3.5 - Cor-pigmento – Síntese subtrativa

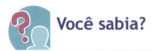 **Você sabia?**

O branco, soma de todas as cores, e o preto, ausência total de cor, não são exatamente cores, mas características da luz que convencionamos chamar de cor.

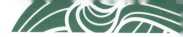

Tipos de cores

As cores existentes são formadas a partir de diversas combinações. Abaixo você pode observar como elas se formam e se classificam.

Cores primárias

Também conhecidas como "cores puras", as primárias não se formam pela mistura de outras cores. São elas: azul, vermelho e amarelo.

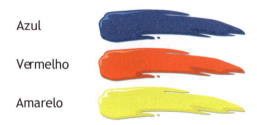

Figura 3.6 - Cores primárias

Cores secundárias

Resultam da mistura de duas cores primárias na mesma proporção. São elas: violeta, laranja e verde.

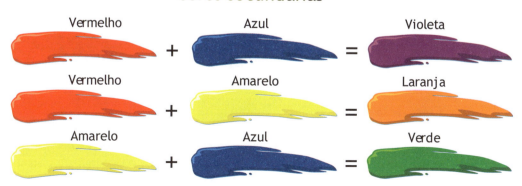

Figura 3.7 - Esquema de combinação

Cores terciárias

São provenientes da mistura de uma cor primária com uma secundária. São elas:

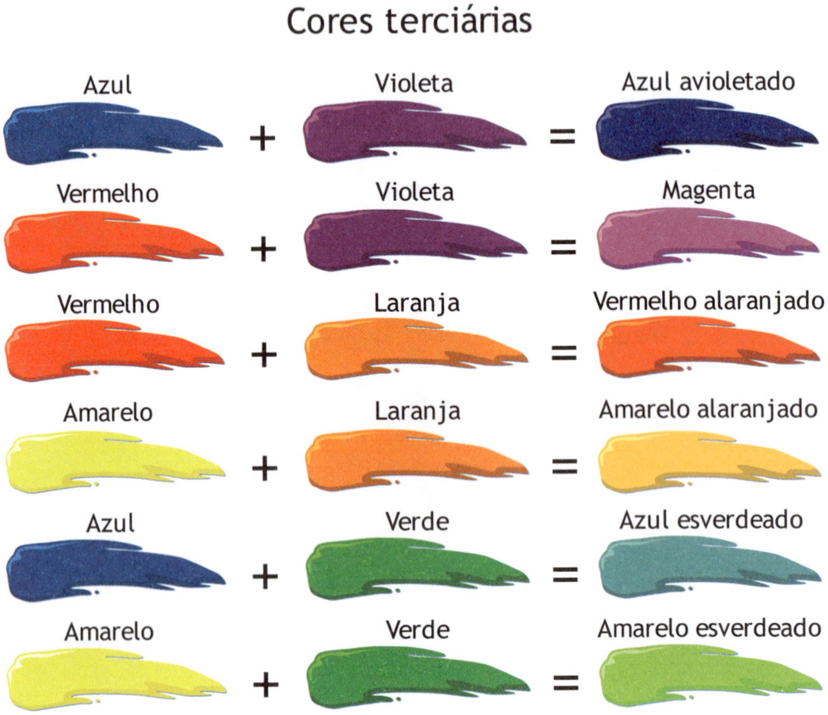

Cores terciárias

Azul	+	Violeta	=	Azul avioletado
Vermelho	+	Violeta	=	Magenta
Vermelho	+	Laranja	=	Vermelho alaranjado
Amarelo	+	Laranja	=	Amarelo alaranjado
Azul	+	Verde	=	Azul esverdeado
Amarelo	+	Verde	=	Amarelo esverdeado

Figura 3.8 - Esquema de combinação

Você sabia?

As três cores primárias misturadas formam o marrom.

Cores complementares

Agora que você conhece as cores primárias e suas derivadas, é hora de aprender a neutralizar tons indesejáveis. Isso é possível a partir da análise da estrela de Oswald (figura 3.9).

As cores opostas entre si anulam-se uma a outra. Por exemplo, se for preciso neutralizar a cor amarela, retirando sua intensidade, basta usar a coloração violeta, pois na estrela, o violeta está em oposição ao amarelo.

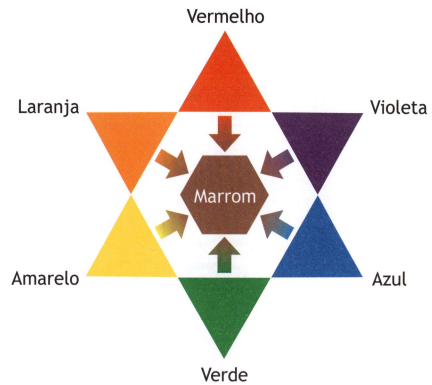

Figura 3.9 - Estrela de Oswald

Cores quentes

Predominam os tons de vermelho, amarelo e laranja. Caracterizam-se como cores vibrantes, agressivas, sensuais etc., passando, inclusive, a sensação de calor.

Cores frias

Diferentes da anterior, nas cores frias prevalecem os tons de azul, verde e roxo. Proporcionam a sensação de calma e recolhimento (aconchego), caracterizando-se como melancólicas e tristes.

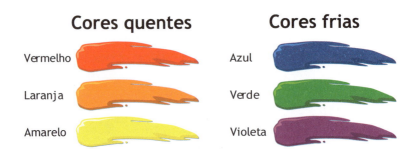

Figura 3.10 - Representação segundo a sensação

Cores neutras

Nessas cores não há predomínio de tonalidades quentes ou frias. São neutras. São os tons de preto, branco, cinza, marrom e bege.

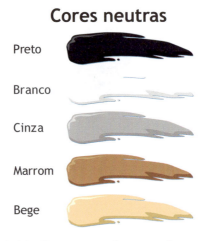

Figura 3.11 - Representação segundo a sensação

Monocromia

De outro modo, se você usar uma única cor com várias tonalidades, trata-se de uma monocromia. Neste caso, o preto e o branco dão a variedade de tons, mais escuros ou mais claros. Exemplo de monocromia: uma foto revelada em preto e branco mostra a variação de cinza entre as duas cores.

Policromia

A palavra policromia, derivada do grego *polys* (muitas) e *cromia* (cores), significa várias cores. Diz-se que há policromia quando há mais de três cores em uma composição. Exemplo de policromia: uma imagem impressa do pôr do sol com variação de azul do céu, amarelo, laranja do sol e as cores da paisagem.

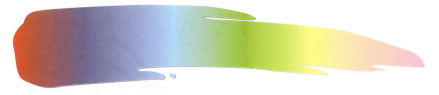

Figura 3.12 - Exemplo de policromia

Características da cor

Existem três tipos de contraste usados para descrever uma cor qualquer, que são:

Matiz: aquilo que difere uma cor de outra, como azul e amarelo, quer como cor-luz, quer como cor-pigmento;

Luminosidade: é o componente claro ou escuro da cor. Quando se adiciona preto a determinado matiz (amarelo, por exemplo), este se torna gradualmente mais escuro. Do contrário, quando se adiciona branco, obtém-se escalas tonais mais claras;

Saturação: é o potencial da cor ou "quanto" um matiz é mais intenso e puro (saturado) ou mais transparente (dessaturado).

3.2 Colorimetria aplicada à coloração

A cor do cabelo é definida pela fabricação do pigmento melanina, encontrado no córtex, o qual depende da quantidade de melanócitos presentes, que são também transferidos para os queratinócitos (células de queratina) que irão formar o fio. Na figura 3.12, observe a representação destes elementos.

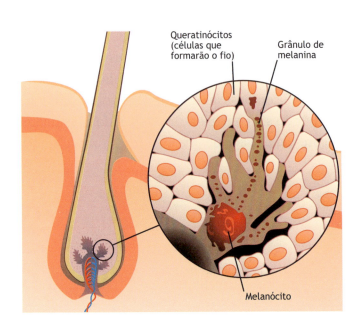

Figura 3.13 - Melanócitos em destaque

São cinco os tipos de pigmentos que produzem a cor dos cabelos nos mamíferos:

Eumelanina: induz a produção do pigmento escuro;

Feumelanina: produz pigmento amarelo;

Eritromelanina: produz pigmento laranja;

Oximelanina: pigmentos amarelos ou avermelhados que não contêm enxofre;

Tricosiderina: produz pigmento vermelho-alaranjado.

Devido à existência de diferentes pigmentos, não é fácil definir a cor natural dos cabelos. Um mesmo fio, por exemplo, tem mais de um tom. A junção deles é que forma a cor.

Costuma-se dividir as cores fundamentais dos cabelos em 10 tons, representados numa tabela universal que é geralmente respeitada pelos fabricantes (quadro 3.1):

Quadro 3.1

Classificação dos tons
Preto 1/0
Castanho-escuríssimo 2/0
Castanho-escuro 3/0
Castanho-médio 4/0
Castanho-claro 5/0
Louro-escuro 6/0
Louro-médio 7/0
Louro-claro 8/0
Louro muito claro 9/0
Louro-claríssimo 10/0

Essas cores apresentam a altura de tom do cabelo – também conhecida como cor básica ou fundamental –, ou melhor, cada uma delas representa a intensidade de uma cor.

Você lembra que o marrom é formado a partir da junção, em proporções iguais, de todas as cores primárias? Então, para produzir as demais, basta misturá-las em proporções variadas.

Pensando no assunto...

Como acertar na cor?

O primeiro passo é identificar a cor do cabelo (cor natural ou cor cosmética). Em seguida, a cor desejada. Se for necessário descolorir ou decapar, os fios passarão por diferentes tonalidades, as quais indicarão a altura de tom do cabelo, chamado fundo de clareamento. Em outras palavras, fundo de clareamento é o que sobra da cor.

A mudança de cores pode ser percebida devido à presença dos pigmentos azul, vermelho e amarelo nos cabelos, distribuídos da seguinte forma:

Quadro 3.2

Escala de melanina		
Clareamento granuloso	1/0 Preto	100% azul
	2/0 Castanho-escuríssimo	70% azul e 30% violeta
	3/0 Castanho-escuro	100% violeta
	4/0 Castanho-médio	70% violeta e 30% vermelho
	5/0 Castanho-claro	100% vermelho
	6/0 Louro-escuro	70% vermelho e 30% laranja
	7/0 Louro-médio	100% laranja
Clareamento difuso	8/0 Louro-claro	70% laranja e 30% amarelo
	9/0 Louro muito claro	100% amarelo
	10/0 Louro-claríssimo	70% amarelo e 30% branco

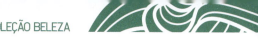

Na figura 3.14, você pode perceber os tons pelos quais passa um cabelo virgem no processo de descoloração.

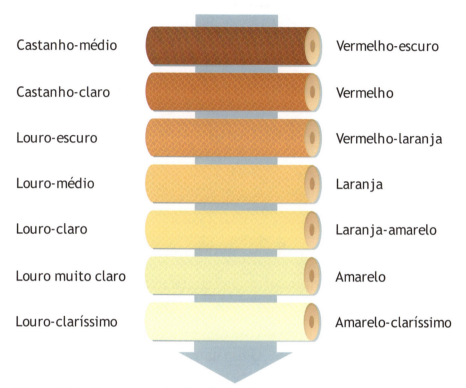

Figura 3.14 - Representação da relação dos tons no processo de descoloração

Cores direcionais ou fantasia

A cor natural do cabelo possui um reflexo que corresponde ao seu fundo de clareamento. Da mesma forma, as colorações procuram reproduzir reflexos naturais, acentuar outros ou criar novos, os quais podem clarear ou escurecer uma altura de tom (quadro 3.3). Por exemplo, a cor 7 (louro-médio) tem como reflexos, do mais escuro para o mais claro: o laranja-avermelhado, o laranja, o laranja-amarelado e o amarelo.

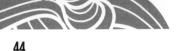

Cosmetologia aplicada à coloração e descoloração

Quadro 3.3

Cor	Cor fantasia
Azul	/1 - cinza
Verde	/2 - mate
Amarelo	/3 - dourado
Alaranjado	/4 - acobreado
Vermelho	/5 - acaju
Vermelho	/6 - vermelho
Marrom	/7 - tabaco
Mel	/8 - avelã
Roxo (irisado)	/9 - cendré (prata)

Essas cores que a própria tinta apresenta são chamadas de cores direcionais ou cores-fantasia. Normalmente elas aparecem depois do número da cor básica, representadas por barra (8/53), vírgula (8,53) ou ponto (8.53), de acordo com o fornecedor.

Veja como é fácil ler as cores:

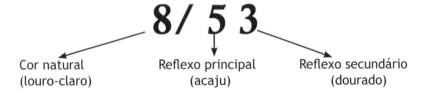

No quadro 3.4 estão descritas as principais cores com reflexos e para que são indicadas.

Séries com reflexo

Quadro 3.4

Série	Pigmento predominante	Indicação
Cinza: 5/1; 6/1; 7/1; 8/1; 9/1	azul	neutralizar os reflexos vermelho-laranja (cor de cobre) indesejados.
Dourada: 5/3; 6/3; 7/3; 8/3	amarelo	obter as colorações de reflexo dourado-natural.
Chocolate: 5/53; 6/53; 7/53	acaju-amarelo	obter colorações de reflexo marrom.
Violeta: 5/20; 6/20	vermelho-azul	obter colorações muito intensas com tendências de reflexo cobre-vermelho.
Marrom: 5/35; 6/35; 7/35	amarelo-acaju	obter a coloração de reflexo dourado-acaju.

Série vermelho

5/66; 6/66; 7/66	vermelho	obter colorações muito intensas com tendências de reflexo vermelho intenso.
7/46	laranja-vermelho	obter colorações muito intensas com tendências de reflexo cobre-vermelho.
6/64	vermelho-cobre	obter colorações muito intensas com tendência de reflexo vermelho-cobre.

Série cobre

5/4; 6/4; 7/4; 8/4	laranja	obter as colorações muito intensas com tendências de reflexo vermelho-cobre.
6/34	amarelo-cobre	obter colorações de reflexo dourado-cobre.
Acaju: 6/5; 7/5	vermelho-roxo	obter colorações de reflexo acaju.
Bege: 7/31; 8/31; 9/31	amarelo-azul	obter as cores de reflexo bege-natural.
Super Clareadores		obter um resultado de clareamento muito alto. Seu poder de clareamento é de 4 tons, podendo chegar a 5 se estiver misturado com o 000-Neutro.

Fonte: NAVES, (s.d.)

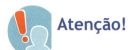

Atenção!

Para otimizar a cobertura dos cabelos brancos, é necessário misturar a série reflexo com a natural.

De acordo com Naves, Reforçador para Clareamento – 000-Neutro aumenta um tom em qualquer altura desejada. É ideal para criar novas colorações, ser aplicado em cabelos brancos e atingir um clareamento alto. Em outras palavras, é uma ferramenta que facilita o clareamento em cabelos escuros. O reforçador também pode ser aplicado para fazer mechas e balayages. Na tabela a seguir as nuances e seus respectivos pigmentos.

Quadro 3.5

Nuance	Nome	Pigmento
/1	Cinza	azul
/2	Irizado	vermelho + azul
/3	Dourado	amarelo
/4	Cobre	vermelho + amarelo
/5	Acaju	roxo + vermelho
/6	Vermelho	Vermelho
/7	Marrom	vermelho + azul + amarelo

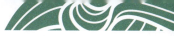

Neutralização das cores

Você lembra da Estrela de Oswald (figura 3.15) vista no início do capítulo? Ela agora será útil para nos orientar quanto a neutralização de tons indesejados. Por exemplo, para retirar a intensidade dos reflexos amarelos ou dourados, pode-se utilizar coloração com pigmento violeta, pois, na estrela, o violeta está em oposição ao amarelo.

Para ter resultado satisfatório, basta observar as extremidades da estrela: violeta – amarelo; vermelho – verde; laranja – azul; e assim sucessivamente.

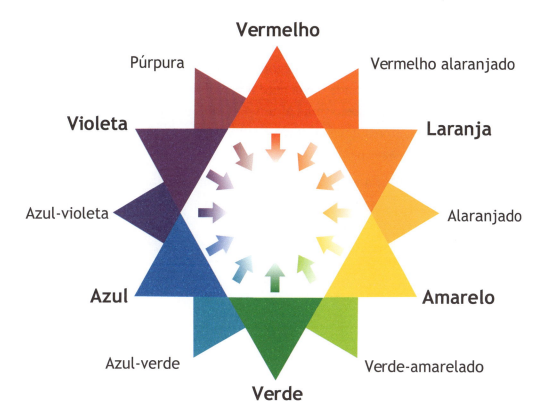

Figura 3.15 - Estrela de Oswald

Hora da prática

Analise as situações apresentadas e responda às questões solicitadas.

1. Helena chegou ao salão com os cabelos na altura de 10/3 e raiz crescida de 2 cm na altura de 5/0. Os pontos dos cabelos da cliente estavam muito desbotados e bastante porosos. Ela queria manter na altura de 10/0, mas não sem os reflexos dourados. O que fazer?

2. Dona Iracema chegou ao salão Senac vinda de outro salão, onde havia feito uma coloração na altura de 12.89. Seu cabelo tinha altura 4/0, porém o procedimento que fizeram resultou em 10/04 e a cliente não gostou. O que fazer para corrigir?

3. Lúcia tem os cabelos brancos na porcentagem de 90%. Chegou ao salão Senac e pediu a cor 9/01. Será que é possível alcançar esta cor?

COLEÇÃO BELEZA

Unidade 4

Técnicas de coloração e descoloração

Nesta unidade você estudará para desenvolver as seguintes competências:

▶ Aplicar diferentes técnicas de coloração em cabelos virgens e quimicamente modificados (Coloração/ Alisamento), utilizando produtos e materiais adequados, considerando a tonalidade da pele, o tipo de cabelo e o estilo do cliente, bem como as tendências da moda;

▶ Aplicar técnicas de descoloração de cabelos virgens e quimicamente modificados (Coloração/Alisamento), considerando as necessidades específicas de cada cliente;

▶ Realizar as técnicas de definição de mechas, reflexos, luzes e balayage, utilizando produtos e materiais adequados ao resultado desejado, considerando a tonalidade da pele, o tipo de cabelo e o estilo do cliente, bem como as tendências da moda;

▶ Realizar técnicas de divisão de cabelo e aplicação de produtos, visando às diferentes técnicas de coloração e descoloração.

Introdução

Colorir é dar vida, é uma arte que exige responsabilidade e acima de tudo, uma tarefa que requer estudo e prática. Ao longo desta apostila você conheceu como se forma o fio, teve conhecimento acerca da composição química dos produtos existentes no mercado e aprendeu misturar cores

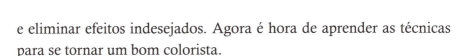

e eliminar efeitos indesejados. Agora é hora de aprender as técnicas para se tornar um bom colorista.

Não basta apenas misturar as tintas e passar nos fios. Existe uma sequência operacional que deve ser seguida para que o resultado seja satisfatório. Tenha cuidado, pois o mínimo erro pode colocar a perder todo o seu trabalho.

4.1 Cuidados antes de colorir os cabelos

Ao longo do tempo, desde a criação das tinturas em 1919, a indústria evoluiu muito. Agora já se sabe as propriedades dos corantes, como eliminar inconvenientes e multiplicar a quantidade de cosméticos.

Devido a esse aumento de produtos no mercado, alguns causam processos alérgicos. Para evitar desconforto, que afeta tanto o cliente como o cabeleireiro, deve-se fazer o diagnóstico (no Anexo), ou seja, preencher uma ficha com todos os dados do cliente e fazer o teste de mechas. Esses cuidados preliminares servirão para dar mais segurança ao profissional quanto à realização do procedimento.

Fique sabendo

Corante
Substância que "cora", dá cor.

Na ficha de diagnóstico, você encontrará perguntas relativas ao estado, estrutura e tipo de cabelo, bem como as direcionadas à análise do couro cabelo e do teste de mechas. Basta preencher com cuidado.

Além dos testes, é função também do cabeleireiro orientar o cliente quanto à cor que será usada, sugerindo tons de acordo com a cor da pele, faixa etária etc.

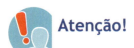 **Atenção!**

Sugerir não quer dizer interferir na vontade do cliente.

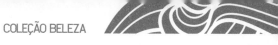

4.2 Técnicas de coloração

Agora que você já adquiriu os conhecimentos teóricos necessários para se tornar um bom colorista, é hora de aprender as técnicas que são de suma importância para obter o resultado esperado. Para facilitar o aprendizado, mostraremos os materiais utilizados, o passo a passo e, logo em seguida, a forma de aplicação da tinta, de acordo com o tipo de cabelo: natural, colorido e branco.

Materiais

Separe no carrinho auxiliar o seguinte material:

- protetor do profissional (jaleco ou avental);
- pente grosso e fino;
- luvas;
- pincel;
- prendedor de cabelo;
- escova para secagem e acabamento;
- toalhas;
- tigela plástica;
- secador;
- oxidante;
- colorante na cor escolhida;
- borrifador.

Passo a passo para a coloração

Quando estiver com todo o material separado, proceda da seguinte forma:

1. Faça o diagnóstico do cabelo e couro cabeludo;
2. Coloque toalha e capa de proteção no cliente;
3. Aplique creme na testa, orelha e nuca;

4. Divida os cabelos em quatro partes (figura 4.1);

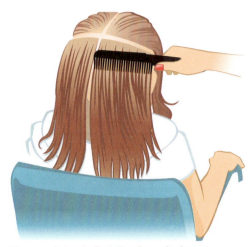

Figura 4.1 - A divisão do cabelo

5. Prepare a tinta com o oxidante e aplique-a em no máximo 10 minutos;

6. Deixe a tinta agir por 35 a 40 minutos. No caso de cabelo branco, o tempo de pausa é de 40 a 50 minutos;

7. Quando faltar 5 minutos para o tempo de pausa acabar, conduza o cliente ao lavatório para massagear os cabelos com um jato de água;

8. Enxágue tirando bem a tinta, lave com xampu pós-coloração e condicionador;

9. Conduza o cliente à bancada e seque os cabelos.

 Você sabia?

A técnica de massagear os cabelos ainda com a coloração chama-se emulsionar. Este procedimento ajuda a não deixar a pele do cliente manchada.

Cabelos naturais

Se o cabelo for longo, deve-se colorir em três etapas: primeiro nas pontas, depois no comprimento, e por último, na raiz (figura 4.2). Esse procedimento é indicado, pois a tinta colore mais rápido próximo a raiz devido ao contato com o calor do couro cabeludo.

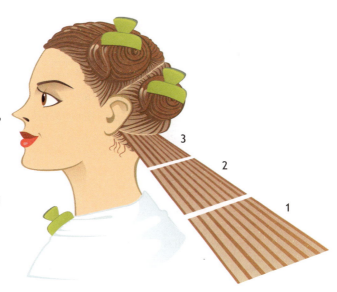

Figura 4.2 - Coloração em cabelos longos

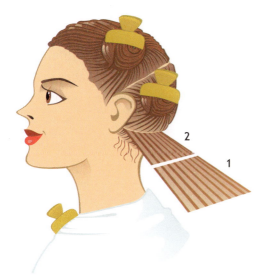

Figura 4.3 - Coloração em cabelos médios

Se o cabelo for médio, basta dividir em duas etapas: primeiro no comprimento, depois na raiz.

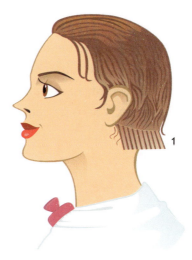

Figura 4.4 - Coloração em cabelos curtos

Já se o cabelo for curto, aplica-se a tinta numa etapa só, da raiz às pontas.

Dica

O diagnóstico é que dará segurança nos procedimentos de coloração, pois dependendo do desbotamento do cabelo o tempo de pausa sofrerá alteração.

Cabelos coloridos

Colorir cabelos já com cor cosmética é o que se chama retoque de raiz. Nesse caso a como maior parte do cabelo já está colorida, deve--se aplicar a coloração apenas no crescimento da raiz e deixar agir por 30 minutos. Decorrido o tempo de pausa, deve-se fazer uma emulsão do comprimento às pontas e deixar agir por mais 10 minutos.

Cabelos brancos

A coloração em cabelos brancos é similar às anteriores. A diferença é que se deve observar a quantidade de fios brancos para saber medir a concentração dos produtos e a necessidade de fazer uma pré-pigmentação. Veja o percentual na figura 4.5.

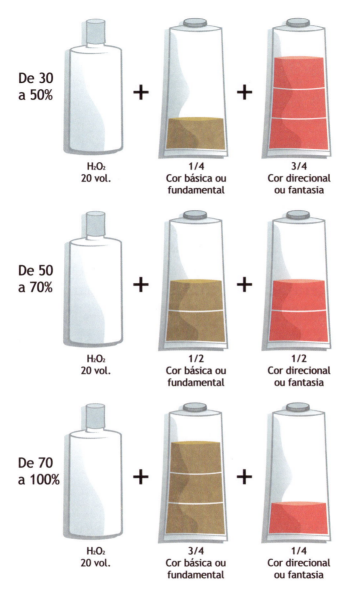

Figura 4.5 - Preparação de aplicação

Pode-se perceber que à medida que há maior incidência de fios brancos, aumenta-se a quantidade da cor básica ou fundamental. Isso ocorre porque é ela que colore, e não a cor direcional ou fantasia. Recomenda-se utilizar a H_2O_2 de 20 volumes, útil para dar cor, e não para clarear.

Você sabia?

As tintas cobrem os cabelos brancos apenas até a cor louro-claro (8/0).

Pré-pigmentação

No caso de cabelos brancos ou após longo período usando tintura nos cabelos, os fios repelem novas colorações, ou seja, a tintura permanente aplicada sai nas primeiras lavagens ou não pega de maneira uniforme.

Para resolver esse problema, deve-se fazer uma pré-pigmentação nas partes mais agredidas, tanto no comprimento quanto nas pontas. O procedimento é realizado da seguinte forma:

- Aplicar uma coloração um tom mais claro, nas proporções, 1 medida de massa para 1/2 de água oxigenada de 10vl;
- Massagear para facilitar a penetração do produto;
- Aplicar imediatamente a tonalidade escolhida (diluída com a emulsão oxidante).

Vantagens:

- As cores claras tornam-se mais duráveis;
- É possível criar nuances escuras sobre bases claras;
- Não provoca mudanças de cor para o cinza.

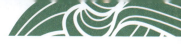

Antes de a pré-pigmentação surgir, usava-se a mordaçagem, cuja finalidade era aumentar a porosidade do cabelo para facilitar a absorção e fixação da cor. O procedimento era realizado com água oxigenada (H_2O_2) de 6%, 20 volumes, e 9%, 30 volumes.

Atualmente essa técnica está em desuso porque os peróxidos de hidrogênio são encontrados em solução cremosa, bastante homogênea, estabilizados, diferente das soluções líquidas que se usava nas técnicas de mordaçagem.

 Você sabia?

Não se faz pré-pigmentação em cabelos claros, que tenham pigmentos azuis, porque há o risco de manchá-los.
Nesse caso, deve ser usada coloração mais escura.

Repigmentação

Essa técnica é usada para reconstruir os pigmentos que faltam no cabelo, a fim de uniformizar a cor, da raiz às pontas, e mudanças de tons. Os tons mais indicados para repigmentar um cabelo descolorido ou desbotado são os cobres (4.45, 5.4, 6.4, 6.46, 7.46, 7.44 etc.), pois somente com eles pode-se obter o fundo que o cabelo precisa. Observe no quadro 4.1 as faixas de repigmentação.

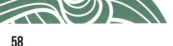

Quadro 4.1

Repigmentação em mudança de tom		
Altura de tom	Centímetro de mix	
1	11 cm	Mix vermelho
2	10 cm	
3	9 cm	
4	8 cm	
5	7 cm	
6	6 cm	Mix laranja
7	5 cm	
8	4 cm	
9	3 cm	
10	2 cm	

4.3 Técnicas de descoloração

Quando se quer clarear mais de quatro tons ou obter colorações especiais muito claras, é preciso fazer a descoloração, que é a retirada dos pigmentos naturais do cabelo. Isso é necessário porque um cabelo escuro (do 1.0 ao 4.0) tem pigmentos difíceis de serem clareados com a simples utilização da tintura.

Os produtos químicos usados têm como base dois elementos fundamentais: a água oxigenada, existente em várias concentrações, e o produto descolorante. Esses são responsáveis por liberar o oxigênio ativo que irá reduzir os pigmentos de melanina, provocando um efeito clareador.

Assim como na coloração, seja ela permanente ou temporária, também para descolorir são necessários alguns cuidados:

- Aplicar descolorante primeiro nas pontas, depois no meio e por último na raiz devido à presença do calor humano, que é um acelerador natural da ação dos produtos químicos;
- Começar o processo de descoloração pela nuca.

COLEÇÃO BELEZA

Observe a sequência nas figuras 4.6, 4.7 e 4.8.

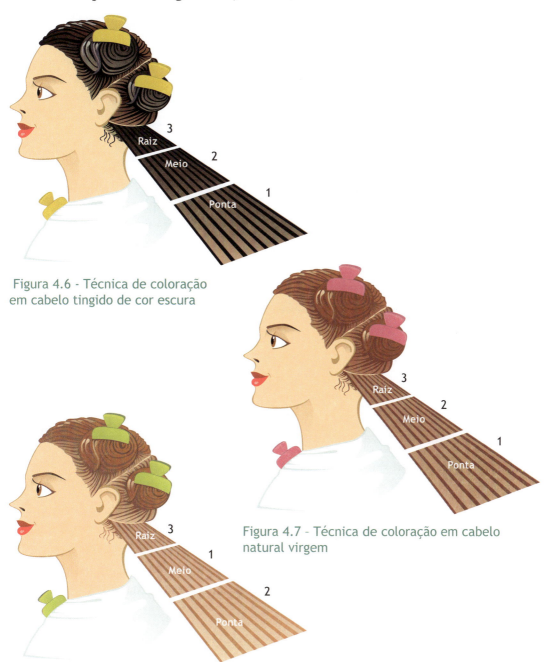

Figura 4.6 - Técnica de coloração em cabelo tingido de cor escura

Figura 4.7 – Técnica de coloração em cabelo natural virgem

Figura 4.8 – Técnica de coloração em cabelo virgem de tinta, mas permanentado várias vezes

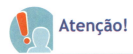 **Atenção!**

Antes de descolorir o cabelo é necessário fazer a ficha de diagnóstico para identificar os procedimentos químicos aplicados anteriormente, a condição do cabelo e do couro cabeludo.

Para realizar a descoloração em cabelos escuros, será preciso aumentar a força do produto (diminuindo a quantidade de H_2O_2) ou aplicá-lo duas vezes. Veja a proporção correta no quadro abaixo:

Quadro 4.2

Tabela para descolorantes fortes		
Para diminuir...	Pó descolorante	Oxidante
5 tons de clareamento	1 medida	50 mL de 20 vol
6 tons de clareamento	1 medida	50 mL de 30 vol
7 tons de clareamento	1 medida	50 mL de 40 vol

Observando a descoloração, veem-se claramente as fases pelas quais o cabelo passa. E é com base nelas que o cabeleireiro saberá a hora de colorir. Por exemplo, se o cliente tiver um cabelo castanho-escuríssimo (2/0) e desejar um louro-escuro (6/0), basta clarear até obter o fundo de clareamento vermelho-laranja; já se ele desejar um louro claríssimo (9/0), deve-se clarear até obter o fundo de clareamento amarelo.

COLEÇÃO BELEZA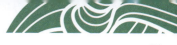

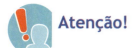 **Atenção!**

Nunca clareie em excesso, senão a coloração terá resultado diferente do desejado.

Mas nem sempre é necessário descolorir o cabelo. Dependendo da cor, a própria tinta se encarregará disso. Observe a figura 4.9 para entender os limites.

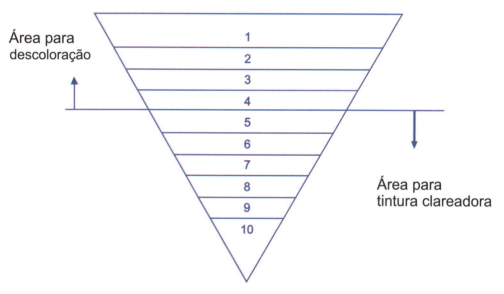

Figura 4.9 - Referência para descolorir ou clarear

Seja qual for o método utilizado para descolorir o cabelo, no final do tratamento é necessário recuperá-lo, pois os fios ficam porosos e sua carga de ruptura diminui, tornando-se mais frágil. Por isso, não é aconselhável realizar sucessivamente outro tratamento.

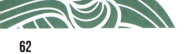

Você sabia?

Os produtos usados para descolorir contêm substâncias especiais chamadas "tampões", que freiam e equilibram a reação química que determina a descoloração.

4.4 Decapagem

Sempre que se desejar clarear cabelos tingidos, será necessário fazer uma decapagem no mínimo meio tom mais claro que a cor desejada. Por exemplo, se o cliente tiver um castanho-claro (5) e desejar passar para o louro-claro (8), essa mudança não será possível sem realizar uma decapagem, pois tinta não clareia tinta.

Decapar é remover total ou parcialmente os pigmentos artificiais dos cabelos. Pode ser realizado de forma a alterar: 1 a 2 tons, 2 a 3 tons e mais de 3 tons.

Para decapagem suave (clarear 1 a 2 tons), os passos são:

1. Lavar o cabelo com xampu antirresíduo;
2. Preparar 1 medida de pó descolorante + água morna;
3. Retirar o produto com xampu de tratamento e hidratar os fios.

Outra alternativa para clarear 1 a 2 tons é:

1. Misturar descolorante + H_2O_2 de 30 volumes + creme branco;
2. Aplicar no cabelo e fazer pausa de 10 minutos;
3. Enxaguar e secar.

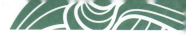

Para clarear de 2 a 3 tons:

1. Uma medida de pó descolorante + 30 mL de oxidante de 9% + 30 mL de xampu neutro;
2. Aplicar no cabelo e dar pausa de aproximadamente 15 minutos;
3. Retirar, secar e aplicar a coloração.

Para clarear mais de 3 tons, repetir o procedimento anteriormente descrito com peróxido de hidrogênio a 12%.

Embora o procedimento seja simples, existem algumas cores mais resistentes que outras: as escuras – preto azulado, preto, castanho escuro e castanho médio – e as vermelhas – acajus e acobreados. Nas demais, a decapagem ocorre facilmente.

 Você sabia?

Fazer decapagem em cabelos ressecados e quebradiços, alisados, sensíveis, com tintas metálicas, queda ou escoriações no couro cabeludo pode causar a perda do cabelo.

4.5 Despigmentação parcial

O processo de descoloração parcial dá aos cabelos uma beleza especial, realça os tons naturais dos fios e ilumina o rosto. Além disso, tem a vantagem de não precisar retocar a coloração mensalmente, apenas a cada três meses. Existem quatro técnicas muito usadas:

Luzes: Nesta técnica criam-se efeitos luminosos em todo o cabelo com mechas bem finas, independente da cor. O importante é que seja observada a tonalidade da pele e dos fios.

Balayage: Nome de origem francesa que significa "varrer", balayagem são mechas mais evidentes que contrastam com a cor base do cabelo. Poderá ser feita em todo o cabelo ou somente na parte superior da cabeça e nas laterais. Neste procedimento poderá ser feito até três tons de clareamento diferentes, tendo sempre como direcionamento a cor natural dos cabelos. As mechas começam na raiz do cabelo, são de finas à média e podem ser feitas no pente livre, se quiser clarear até três tons. Se a cliente desejar mais claro, o uso da touca e do papelote é opcional.

Reflexo: O reflexo é um clareamento com maior número de fios puxados por toda a cabeça, com um efeito mais visível que as luzes. Esta técnica é indicada para o cliente que deseja disfarçar os indesejáveis fios brancos desde que seja com pequena porcentagem. Os fios descoloridos neste procedimento são de 60 a 80 % e o tom de clareamento para reflexo é a partir de quatro tons. As mechas são bem definidas. A escolha da aplicação da técnica fica à critério do profissional, podendo ser: touca, papelote, velcro ou a desejo do cliente.

Também podem ser feitos reflexos invertidos. A técnica invertida é muito usada quando os cabelos já estão saturados por muita descoloração, quase louro total. Para amenizar o tom muito claro ou o desbotado, são feitas mechas escuras com coloração permanente no tom do cabelo do cliente, com peróxido de hidrogênio 10 volumes (3%) ou 20 volumes (6%). Esta técnica atende muito bem aos homens e mulheres com cabelos brancos e que querem amenizar a visão da quantidade dos brancos, evitando a coloração total e conseguindo uma aparência mais natural.

Strong: São as mechas bem marcadas, normalmente largas e evidentes. São aplicadas da raiz às pontas, ideais para dar efeito e tom de rebeldia no visual. Restrito apenas ao topo da cabeça (parte frontal), o procedimento pode ser realizado também em formas de figuras geométricas para criar um design de corte e cor.

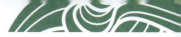

Todos os procedimentos de mechas podem ser feitos com coloração, a diferença para a mecha com descoloração é que danifica bem menos o cabelo. Mas é sempre bom lembrar que só podem ser feitas em cabelos virgens, lembrando sempre que tinta não clareia tinta.

 Hora da prática

> *Analise as situações apresentadas e responda às questões solicitadas.*

1. A Sra. Angélica chegou ao salão Senac com 100% de cabelos brancos e pediu a cor 8.1, mas sua maior queixa é que seu cabelo não tem boa fixação e fica com bastante transparência na tintura. Seu maior desejo é cobrir seus brancos totalmente. O que fazer?

2. A cliente Eva chegou ao salão com o cabelo na altura de 9.3 nas pontas, de 8,3 no meio e 7.3 mais perto da raiz. A cor natural que se observava na raiz crescida era de 5.0. Eva quer deixar seu cabelo em uma única tonalidade, e escolheu 9.1. Como proceder?

3. Chegou ao salão uma cliente jovem, chamada Débora. Seu cabelo é natural na altura de 4.0. A cliente quer tinturar os cabelos na altura de 10.3. Como proceder para conseguir um resultado excelente?

FICHA DE DIAGNÓSTICO

Nome:	
E-mail:	Tel:

Diagnóstico do cabelo

Descrição		Qual?
Faz tratamento médico?	( ) Sim ( ) Não	
Tem alguma alergia?	( ) Sim ( ) Não	
Toma algum medicamento?	( ) Sim ( ) Não	
Identificação do couro cabeludo	( ) saudável	
	( ) escoriações	
	( ) doenças	

Descrição e Abreviaturas		Estado	Estrutura	Tipo	
Cor natural	CN	Normal	Fino	Liso	
Fundo de clareamento	FC	Poroso natural	Médio	Ondulado	
Tom a ser clareado	TC	Poroso químico	Grosso	Crespo	
Oxidante	OX	Intermediário		Étnico	
Porcentagem de fios brancos	%FB	Impermeável			
Cor desejada	CD	Misto			
Cor cosmética	CC	Desfibrado			
Cor aplicada	CA				

Serviço executado: _____

Data de atendimento: _____/_____/_____.

Instrutor: _____

Aluno: _____

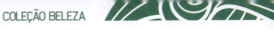

GLOSSÁRIO

Termo	Significado
Ácido	Substância corrosiva, destrutiva, pobre em oxigênio.
Acopladores	Aquele ou aquilo que faz acoplamento; que acopla. O corante de cabelo que tem na sua composição a fenilenodiamina age primeiramente oxidando com o peróxido de hidrogênio, juntamente com a mistura de um acoplador em forma de corante (tinta) que se juntam (se acoplam) e agem simultaneamente.
Aditiva	Que adiciona, acréscimo, adição.
Alcalinidade	Referente a, ou próprio de um álcali; uma base forte em solução aquosa.
Alcalino	Substância básica, rica em oxigênio.
Amônia	Gás incolor de odor característico facilmente solúvel em água.
Anatomia	Anatomia é uma ciência que estuda a estrutura física dos seres vivos; os órgãos internos e externos, suas interações, funcionamento, localização e disposição são os principais aspectos estudados por esta ciência.
Aniônico	Radical ativo é um ânion. De todos os detergentes atualmente, são os mais usados. Devem possuir de 12 a 16 carbonos, característica que proporciona melhor poder detergente e espumante. Ex.: Lauril sulfato de sódio, Lauril éter sulfato de sódio, Lauril éter sulfato de trietanolamina. Carga elétrica negativa.
Antioxidante	Diz-se de algo ou substância que reduz (impede) os efeitos e consequências da oxidação. Substância capaz de impedir a oxidação espontânea.

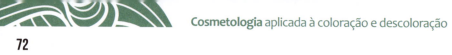

Antociadinas	Substância constituinte dos pigmentos vermelhos, azuis ou violáceos das folhas, frutos ou flores. São compostos vegetativos que exercem uma variedade de diferentes efeitos fisiológicos positivos. Eles são a água de pigmentos solúveis presentes nos frutos de algumas frutas, especialmente aqueles com um azul-roxo como no mirtilo, uva preta, mirtilo e groselha.
Apigenina	Substância química ($C_{15}H_{10}O_5$) encontrada em plantas de várias espécies, como corante amarelo de algodão, flavonóide abundante em frutas e vegetais. Os flavonoides são antioxidantes.
Aquoso	Que contém água.
Auréole	Nome dado a primeira coloração segura criada pelo Francês Eugene Schuller em 1909.
Axilar	Relativo a axila. Cavidade sob a junção de um braço e do ombro.
Bulbo capilar	Parte profunda e espessa da raiz dos pelos e cabelos. Está encravada na espessura do couro cabeludo ou da derme, e sua extremidade recebe a papila. É a parte do folículo que fica logo acima da papila. É no bulbo que estão as células que farão um novo pelo. Na papila estão os receptores de hormônios. Está localizado na raiz do pelo ou cabelo, na qual cresce o fio.
Catalisador	Tudo aquilo que facilita as reações químicas sem nelas participar.
Caucasiano	Pertencente divisão étnica da espécie humana que tem características distintivas, tais como: a cor da pele que varia de muito clara a morena, cabelos finos, lisos, ondulados ou crespos.
Ciano	Ciano ou cian é uma cor subtrativa (pigmento) primária e cor aditiva (luz) secundária. A olho humano refere-se a cor azul.

COLEÇÃO BELEZA

Clorofila	É cada um dos pigmentos que se encontram nas células das plantas, dando cor verde às suas folhas. A cor verde é conseguida devido a absorção de luz das regiões entre o azul e o vermelho do espectro de luz, refletindo diferentes tonalidades de verde. O conceito de clorofila foi criado em 1818 por F. Pelletier e J. B. Caveteau.
Colorimetrista	É o estudioso da ciência da colorimetria e o conjunto de tecnologias envolvidos tanto na quantificação quanto na investigação física e psicológica do fenômeno de percepção de cores pelos seres humanos. Especialista em conjunto de técnicas que permitem definir e comparar as cores.
Colorista	Aquele que tem como profissão colorir usando pigmentos, quem se ocupa em colorir. Pessoa que trabalha em uma loja de tinta no setor de laboratório, ajustando a cor usando pigmentos de acordo com a necessidade do cliente. Pessoa especializada em realizar a misturas coloridas que servem para a produção ou reprodução de cores.
Corante	Substância que "cora", dá cor.
Córtex	Região intermediária na qual é transformada, de todas as formas, a estrutura do cabelo. Nesta região encontram-se as ligações químicas. Parte mais volumosa, compõe cerca de 70% da massa do fio de cabelo. É formada por estruturas fibrilares denominadas microfibrilas e outros componentes.
Cosmetologia	Cosmetologia é a área da ciência farmacêutica dedicada à pesquisa, desenvolvimento, elaboração, produção, comercialização e aplicação de produtos cosméticos. Estuda os recursos de tratamento e embelezamento natural baseado no uso de produtos, substâncias e embalagens, denominados genericamente de cosméticos de aplicação externa e superficial.

Decapagem	É uma descoloração em cabelos tingidos. Retirando os pigmentos artificiais dos cabelos para que os fios possam receber uma nova coloração.
Decapar	É remover totalmente ou parcialmente os pigmentos artificiais dos cabelos.
Desfibrado	A que se tiraram as fibras. Cujas fibras se separaram. Sem energia física, mole, fraco.
Difuso	Difundido, espalhado. Em que há difusão. Largo, dilatado. Prolixo. Na linguagem do cabeleireiro significa que o fundo de clareamento já chegou no claro ao claríssimo.
Emulsão	São sistemas dispersos constituídos de duas fases líquidas imiscíveis (oleosa e aquosa), onde a fase dispersa ou interna é finamente dividida e distribuída em outra fase contínua ou externa. Temos emulsões do tipo óleo em água (O/A: fase externa aquosa) e água em óleo (A/O: fase externa oleosa). A estabilidade da emulsão é garantida com o uso de agentes emulsificantes, geralmente substâncias tensoativas. As emulsões podem ser pastosas ou líquidas, como as loções, destinadas ao uso externo ou interno, devendo ser sempre agitadas antes do uso.
Enxofre	Enxofre é um não metal amarelo claro, inodoro, pertencente ao grupo 16 da tabela periódica. É insolúvel em água, mas apresenta solubilidade em dissulfeto de carbono (CS_2). O enxofre é essencial à vida, importante matéria prima na formação de ácido sulfúrico (H_2SO_4), um dos principais reagentes químicos utilizados industrialmente. É utilizado como fertilizante, na fabricaçao da pólvora, medicamentos, inseticidas e palitos de fósforos. Ex: O enxofre é mole, frágil, leve e tem odor desagradável.Também faz parte dos componentes dos cabelos.

Eritromelanina	Pigmento que dá origem aos cabelos ruivos naturais, laranja e vermelho
Escoriação	Ferimento.
Espectro	Relaciona a intensidade de radiação transmitida, absorvida ou refletida em função do comprimento de onda ou frequência da dita radiação(física).
Eumelanina	É o pigmento escuro como os castanhos e pretos. Os grânulos de melanina são fabricados pelos melanócitos, células produtoras de pigmentos que situa-se no bulbo capilar (raiz do cabelo) e que sofrem a influência do hormônio melanocítico produzido pelo lobo intermediário da hipófise.
Feumelanina	São os pigmentos castanhos avermelhados e louros.
Fisiologia	Ciência que trata das funções orgânicas pelas quais a vida se manifesta, ou ciência biológica que estuda as funções (físicas, orgânicas, bioquímicas) dos seres vivos. A palavra é de origem grega, onde physis significa (natureza) e logos significa estudo.
Folículo piloso	Produz uma estrutura maciça queratinizada, o pelo, que é produzido por células especializadas na sua raiz, constituindo o bulbo piloso. Tem músculo liso eretor e terminações nervosas sensitivas associadas. O folículo piloso dos bigodes de alguns animais, como o gato, é altamente especializado e faz parte dos órgãos dos sentidos.
Fusiforme	Do latim fusus + forma. Que tem a forma de fuso; que é dilatado no centro e afinado nas extremidades.
Glândula sebácea	São glândulas microscópicas na pele que secretam uma matéria oleosa, chamada sebo, para lubrificar e impermeabilizar criando uma película protetora na pele e os pelos dos mamíferos. Nos seres humanos, eles são encontrados em maior abundância na face e couro cabeludo, embora eles estejam distribuídos em todas as zonas da pele, exceto nas palmas das mãos e plantas dos pés.

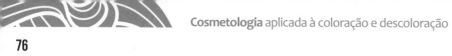

Glândulas sudoríparas	São glândulas tubulosas enoveladas não ramificadas, que produzem um líquido aquoso diluído que contém sais e detritos orgânicos. Sua principal função é a regulação da temperatura, mas também têm funções excretoras pouco significativas (resquícios adquiridos de animais, nossos antepassados que não possuíam rins).
Granuloso	Os pigmentos granulados cuja cor varia do preto até o vermelho escuro (são os que causam as cores escuras dos cabelos). Na linguagem do cabeleireiro significa que o fundo de clareamento ainda se encontra no tom escuro, não ultrapassou o 7.0 (Louro médio).
Hena	Tintura preparada com o pó seco das folhas do arbusto da família das litráceas nativo do norte de África e que se utiliza para fazer desenhos na pele.
Hidrogenação	É a reação química que ocorre quando uma molécula é obtida pela adição de hidrogênio a uma cadeia carbônica insaturada (aquela que contém dupla ou tripla ligação). É uma reação exotérmica, entretanto não ocorre em temperatura ambiente sem a presença de um catalisador e pode ser dividida em hidrogenação homogênea e hidrogenação heterogênea. Na linguagem do cabeleireiro significa que o pigmento e o oxigênio estão agindo simultaneamente.
Hidrogênico	Termo da Química. Elemento químico com número atômico 1 e representado pela letra H na tabela periódica. É gasoso, inodoro e incolor. Entra na formação da água e de diversos outros compostos. É também o átomo mais simples que existe, possuindo apenas um elétron girando em torno de um próton. O composto químico da água consiste em um átomo de hidrogênio e dois e oxigênio.

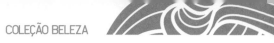

COLEÇÃO BELEZA

Hidróxido	Um composto metálico contendo o íon OH-1, íon hidróxido, ligado a um átomo de metal. Os hidróxidos de metais usuais são básicos: os de semimetais são anfotéricos. O íon hidróxido é um ânion poliatômico no qual o oxigênio tem um octeto completo.
Impermeabilidade	É a qualidade daquilo que é impermeável (aquele em que não é possível a passagem de líquido ou de outras substâncias).
Lanugo	É uma pelugem macia que cresce no feto ainda dentro do útero. Próximo do nascimento, o lanugo vai desaparecendo para deixar nascer a pelugem definitiva.
Lisótrico	São cabelos lisos, tem diâmetro maior e redondo ao corte transversal. Os folículos retos são vistos nas raças (etinias) mangólicas, chineses, esquimós e índios.
Macrofibrilas	Constitui-se de microfibilas envoltas em uma matéria amorfa, rica em enxofre. É ai que se encontram os grãos de melanina responsáveis pela cor dos cabelos. Componente da matriz extracelular consistindo primariamente de fibrilina, são essenciais para a integridade das fibras elásticas.
Magenta	Cor primária percebida pelo olho humano como um vermelho violáceo. (Utilizada em tricromia em lugar do vermelho). É uma cor pigmento primária e uma cor secundária, resultado das luzes azul e vermelha. Ao contrário das demais cores, esta cor não está em uma única faixa de ondas no espectro; a luz magenta tem ondas tanto de vermelho quanto de azul na mesma quantidade.

Matiz	Diferentes tons por que passa uma mesma cor. Em colorimetria, matiz é uma das três propriedades da cor que nos permite classificar e distinguir uma cor de outra através de termos como vermelho, verde, azul etc. As outras duas propriedades são a saturação e a luminosidade podendo esta última ser entendida como reflexo e transparência. Na linguagem do cabeleireiro, matização é o processo usado para repor os pigmentos dos cabelos depois de uma descoloração. Também usado como neutralização da cor indesejada, quando o fundo de clareamento não alcançou o tom desejado. Ex: Quando o fundo de clareamento permanece no laranja (acobreado) fazemos a matização com o azul (cinza).
Medula	É a parte central a do fio. Há fios de cabelos que não possuem medula, não modificando em nada sua estrutura. O canal da medula pode estar vazio ou preenchido com queratina esponjosa. Estudos recentes apontam as pesquisas para uma associação da medula com o primeiro instante da fase de germinação do fio onde a medula serviria como um "direcionador" do novo fio em direção ao poro. É a única parte do fio do cabelo que está diretamente em contato com a célula viva dos cabelos (bulbo capilar).
Melanina	Pigmento escuro cuja presença determina a cor da pele, dos pelos e dos cabelos. A principal função da melanina é a pigmentação e proteção contra a radiação solar. A falta de melanina dá origem a uma condição denominada de albinismo.
Microfibrilas	Componente da matriz extracelular consistindo primariamente de fibrilina, são essenciais para a integridade das fibras elásticas.

COLEÇÃO BELEZA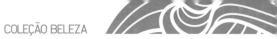

Mongólica	Os termos raça amarela, oriental-asiática, mongoloide ou mongólica foram utilizados numa classificação de grupos humanos em antropologia, correspondendo a uma raça. Asiático do Extremo Oriente: são seus representantes os mongóis, chineses, coreanos e japoneses. Geralmente tem a pele mais clara que sudestes asiáticos, o formato do rosto varia desde ovalado, redondo e estreito. A maioria tem olhos puxados e cabelos lisos e pretos.
Monocromia	A radiação (ou luz) monocromática é a radiação produzida por apenas uma cor, com apenas um comprimento de onda. Na monocromia, existe a escala monocromática onde uma cor tem diferentes tons de radiação. Como exemplo, a cor verde pode se fazer nesta escala: verde, verde claro, verde escuro, verde musgo, e assim por diante.
Mordaçagem	Consiste na aplicação da água oxigenada de 6% (20 volumes) ou 9% (30 volumes) nos cabelos brancos muito resistentes ou em fios grossos e escuro que não tem boa fixação da cor. Os cabelos claros não necessitam deste procedimento.
Nuance	É um termo com origem na língua francesa que significa uma variação ligeira. Pode ser utilizado em situações onde haja uma gradação variável de cor, dando nuance e visualidades com pequena alteração. É sinônimo de matiz, entre tom, nuança, tonalidade.
Óxido	Composto binário de oxigênio e outro elemento.
Oxidação	A Oxidação pode ocorrer em três circunstâncias: quando se adiciona oxigênio à substância, quando uma substância perde hidrogênio ou quando a substância perde elétrons.
Oximelanina	As oximelaninas são responsáveis pelos pigmentos louros e avermelhados, não contendo enxofre.

Papila dérmica	A papila dérmica é composta de fibroblastos especializados localizados na base do folículo, as células que recobrem a papila formam a raiz do pelo, supõe-se que controla o número de células da matriz. Servem para aumentar a área de contato entre a derme e epiderme. São irrigadas por vasos e veias, e contêm também receptores sensoriais.
Patologia	Patologia vem do grego páthos (doença), e lógos (estudo), tratado etimologicamente, portanto, significa estudo das doenças.
Peróxido	Os peróxidos são óxidos que apresentam o grupo (O2)2- em sua estrutura. Trata-se de compostos binários, ou seja, formados por dois elementos, em que um deles é oxigênio e o outro pode ser o hidrogênio ou um metal alcalino ou, ainda, um metal alcalino terroso. O peróxido mais conhecido é o peróxido de hidrogênio que em solução aquosa é denominado água oxigenada (H2O2). Ele é comercializado com várias finalidades, dentre elas o clareamento de cabelos, fibras têxteis, papel, etc.
pH	Potencial hidrogeniônico: abreviatura de potencial hidrogeniônico, utilizado em toda a química para indicar o maior ou menor grau de acidez de uma solução. O valor sete indica solução neutra, se for menor indica solução ácida e maior, solução básica ou alcalina. O cálculo é feito usando logaritmo negativo da concentração do íon hidrônio (H3O1+), em moles por litro.
Pigmento	Substância que colore.
Pigmento sintético	Cor artificial.
Pilosidade	Qualidade de piloso; que tem pêlos.

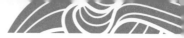

Pirogalol	O pirogalol é empregado na preparação de soluções coloidais metálicas, para desenvolver imagens na fotografia, como mordente para lã, para dar coloração ao couro, na fabricação de corantes, bem como é um intermediário químico para medicamentos, além de ser antibacteriano. É bastante empregado na análise de gases para absorver oxigênio. É um redutor ativo de sais de ouro, prata e mercúrio. Este componente foi usado na primeira tintura orgânica sintética, descoberta por Scheele em 1786, e mais tarde em 1832, identificada por Bracconot.
Policromia	Estado de um corpo, em que há diferentes cores. Conjunto de várias cores. É a multiplicidade de cores ou seja o emprego de várias cores no mesmo trabalho.
Porosidade	Estado ou qualidade do que é poroso. A porosidade capilar é a capacidade que os fios de cabelo têm de absorver líquidos ou umidade. As cutículas, que são como barreiras protetoras, se abrem e os fios ficam mais vulneráveis ao vento, sol, poluição, baixa umidade do ar e aos produtos químicos.
Precursor	Que ou quem vem à frente; igual a dianteiro. Que ou quem vem adiante de alguém para anunciar a sua chegada. Que ou quem anuncia ou prevê um acontecimento futuro.
Processo de deposição	É o processo sedimentar que consiste na acumulação de matéria mineral ou orgânica, transportada pela água, vento ou gelo.
Pubiano	Referente-se a púbis; a parte inferior e média da região hipogástrica.
Queratinócitos	Queratinócitos ou ceratinócitos são células diferenciadas do tecido epitelial (pele) e invaginações da epiderme para a derme (como os cabelos e unhas) de animais terrestres responsáveis pela síntese da queratina.

Saturação	Também chamada Croma, este conceito representa a pureza ou intensidade de uma cor particular, a vivacidade ou palidez da mesma, e pode se relacionar com a largura de banda da luz que estamos visualizando. As cores puras do espectro estão completamente saturadas. Uma cor intensa é muito viva.
Subtrativa	Que diminui, diminuição.
Sudorípara	É uma glândula responsável por produzir o suor. Tem a importante função de regular a temperatura do corpo e eliminar substâncias tóxicas. São glândulas tubulares enroladas derivadas das camadas exteriores da pele e se estendendo até a camada interna. Elas estão distribuídas por quase toda superfície do corpo humano e em várias outras espécies. As glândulas sudoríparas não são encontradas em algumas espécies marinhas e que possuem pele. Também não estão presentes em todos os vertebrados terrestres.
Tonalizante	O tonalizante é conhecido também como tintura temporária, por possuir uma quantidade menor de pigmentos e não tem amônia na sua composição. A coloração é feita por meio de ativos oxidantes que depositam o pigmento entre as cutículas, de modo superficial.
Tricologia	Derivado do grego thricos (cabelos) + logos (estudos), é o estudo de cabelos.
Tricosiderina	Pigmentos vermelhos, a tricosiderina com formação parcialmente difusa, permite as tonalidades de laranja avermelhado por meio de uma derivação de feumelanina.
Trihidroxibenzeno	É um composto contido na primeira tintura orgânica sintética, criada por Scheele em 1786.
Ulótrico	Diz-se do cabelo crespo, encarapinhado, de cor natural negra, característico de indivíduos da raça negra.

Referências

ANVISA. **RDC nº 211**. Disponível em: <http://e-legis.anvisa.gov.br/leisref/public/showAct.php?id=17882&word>. Acesso em: 20 out. 2009.

ASSIS, S.m. **O pH Capilar**. Disponível em: <revistabelle.com.br/content/view/252/133>. Acesso em: 25 mai. 2009.

EDUTP. **Corantes capilares.** L'oréal. http://edutp.com.br/?p=749. Acesso em: 21 out. 2009.

EXBEAUTY. **Corantes capilares**. Disponível em: <exbeauty.com.br/_gravar/.../

FARMÁCIA. **Cosmetologia**. Disponível em: <http://www.farmacia.med.br/farmacia/principal/conteudo.asp?id=7288>. Acesso em: 20 out. 2009.

HALAL, John. **Tricologia e a química cosmética capilar**. Tradução Ez2translate. São Paulo: Cengage Learning, 2011.

Dermatologia: do nascer ao envelhecer / organizadora Mecciene Mendes Rodrigues. 1.Ed. Rio de Janeiro: MedBook,2012

GOMES, A. L. **O uso da tecnologia cosmética no trabalho do profissional cabeleireiro**. São Paulo: Editora Senac São Paulo, 1999. 118p.

NAVES, M. **Apostila de colorimetria**. Disponível em: <www.kenwee.com.br/Apostila%20colorimetria.doc>.

O que é anatomia. Disponível em: http://www.todabiologia.com/anatomia/o_que_e_anatomia.htm

PEDROSA, I. **O universo da cor.** Rio de Janeiro: Editora Senac Nacional, 2003. 160p.

SABARIZ, A. **Colorimetria avançada**.

SEARA DA CIÊNCIA. Disponível em: <http://www.seara.ufc.br/queremosaber/quimica/veresposta.php>. Acesso em: 25 mai. 2009.

SENAC. **Química capilar**. São Paulo, [s.d.].

TANGA, S. W. **Método de ensino para cabeleireiros.** 2. ed. São Paulo: Editora Senac São Paulo, 1980. 314p.

WELLA BRASIL. **Tricologia**. [s.l.], 2002.